JEAN MAVÉRIC

LA MÉDECINE HERMÉTIQUE DES PLANTES

OU

L'EXTRACTION DES QUINTESSENCES PAR ART SPAGYRIQUE

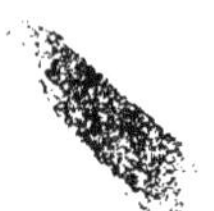

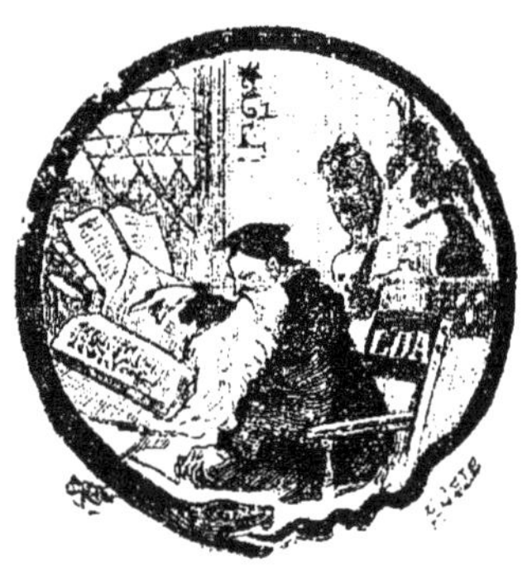

DORBON-AINÉ
19, BOULEVARD HAUSSMANN, 19
PARIS

LA

MÉDECINE HERMÉTIQUE DES PLANTES

SYNTHÈSE DE LA GÉNÉRATION UNIVERSELLE
CLASSIFICATIONS ET CORRESPONDANCES ASTRALES DES PLANTES
EXPOSÉ RATIONNEL DES VIBRATIONS ASTRALES
LA CHIMIE SPAGYRIQUE
DÉTAIL DES OPÉRATIONS LES PLUS SECRÈTES
CONCERNANT L'EXTRACTION DES QUINTESSENCES
AVEC LEUR ADMINISTRATION SELON LES TEMPÉRAMENTS ET MALADIES

CONFECTION
SECRÈTE DES ALKAESTS
d'après :

ALBERT LE GRAND, RAYMOND LULLE, PARACELSE, VAN HELMONT, PHILIPPE USTADE
LA ROCHE-TRANCHÉE, SYLVIUS, ANNIBAL BARLET, EVONIME PHILIATRE
NICOLAS DE LOCQUES, ACTUAIRE, DIOSCORIDE,
ANDRÉ FOURNIER, ABENZOAR, BUCALSIS, CORNEL CELSE,
BRAVASOL, HERMOLAS BARBARÉ, HUGUES GORDON, ORIBAS, PIERRE D'APONE
PIERRE D'ALBAN, PIERRE ARGILLAT
NICOLAS MYSEPSE, LÉFÉBURE, GLASER, ETTMULLER, etc.

JEAN MAVÉRIC

LA
MÉDECINE HERMÉTIQUE
DES PLANTES

ou

L'EXTRACTION DES QUINTESSENCES
PAR ART SPAGYRIQUE

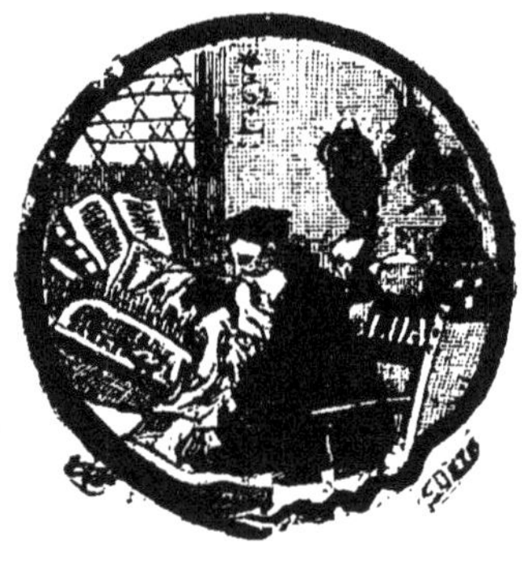

DORBON-AINÉ
19, BOULEVARD HAUSSMANN, 19
PARIS

AU MAITRE F.-CH. BARLET

dont la science n'a d'égale que la modestie

A MON AMI LE DOCTEUR J.-P. VERGNES

la noble mission de réaliser cette Œuvre attendue

J. M.

LA

MÉDECINE HERMÉTIQUE

DES PLANTES

Pourquoi la Médecine Hermétique est méconnue des Modernes

La médecine ancienne comportait plusieurs divisions qui n'avaient entre elles que des rapports apparents. La doctrine *Galénique* réunissait le plus grand nombre de partisans ; mais, parmi ceux-ci, il y avait beaucoup de médecins fantaisistes dont le savoir consistait à recueillir de ci de là, une quantité de *receptes* absurdes dont les formules ne s'appuyaient sur aucun fondement. En somme, sous le titre de Galénistes, s'abritait une multitude de médecins ignares, intrigants, astucieux et prétentieux. Ceux-ci, régnaient en maîtres, occupaient les plus hauts emplois et publiaient d'innombrables ouvrages où s'étalait impudemment la coupable erreur de leurs stupides enseignements. L'histoire, en nous révélant de quelle manière inouïe fut traité le roi Louis XIII, nous prouve que ces médecins morticoles avaient accès auprès des plus grands personnages, et que le peuple était leur dupe (1). Cependant, tandis que brillaient ces potentats de l'ignorance, il existait par ci par là

(1) L'année de sa mort, Louis XIII fut saigné 98 fois et dut prendre 228 purgations, par ordre de son médecin particulier.

quelques savants modestes qui travaillaient dans l'ombre ; méprisant le succès et dévoués à la science, ces humbles chercheurs avaient pu reconstituer les fondements d'une admirable doctrine, dont les Égyptiens ont laissé les traces sur leurs monuments, et dont Hermès Trismegiste fut le révélateur.

La doctrine hermétique comportait la connaissance des origines de la création, et par conséquent, celle des causes premières et secondes avec leurs analogies. C'est à l'aide de cette doctrine que l'œuvre alchimique fut connue et pratiquée et c'est d'elle que découle la médecine hermétique des plantes et des minéraux.

La connaissance de cette science admirable n'était possédée que de quelques rares adeptes, et ceux-ci, afin de ne pas profaner le secret de leurs laborieux travaux, écrivirent peu et très obscurément. Si l'on songe que la plupart des hommes, même érudits, ne considèrent souvent que la superficie des choses, comment serait-on surpris que les ouvrages des spagyristes soient méconnus, égarés qu'ils étaient parmi la masse encombrante des innombrables livres publiés par les médecins ignorants ?

La méconnaissance de la médecine hermétique par les modernes, provient donc de la rareté des ouvrages hermétiques et de leur obscurité, autant que de la difficulté qu'il y a, pour des hommes non initiés, de les distinguer parmi la multitude des mauvais livres. Voilà pourquoi il serait téméraire et prétentieux d'oser porter un jugement quelconque sur cette science ignorée, *avant de la connaître*.

Nos travaux personnels, élaborés dans des conditions spéciales dont les principaux éléments sont une rare bibliothèque et des prédispositions naturelles, nos travaux, dis-je, nous permettent d'affirmer que la *Médecine Allopathique* actuelle ne repose sur aucune base solide, et qu'elle n'est qu'une éphémère illusion, comparée à la *Médecine hermétique* des anciens, dont les bases constituent une synthèse formidable, embrassant entièrement l'œuvre de la Génération universelle.

Les Quintessences obtenues par art spagyrique, allient une puissante vertu à une constitution atomique évoluée, parfaitement assimilable à la nature humaine. Tout au contraire, les remèdes employés par l'Allopathie actuelle ne sont que des produits chimiques, non-évolués, crus, indigestes et dont la constitution atomique rudimentaire, est contraire à la nature délicate de l'organisme humain, qui ne les peut assimiler que péniblement.

De plus, outre le peu de vertu dont ils sont capables, ils ont d'autres propriétés qui, de par leur constitution impure, ne sont pas sans danger pour le malade.

L'Allopathie moderne n'est faite que d'un ensemble d'observations superficielles, fondées sur des effets isolés qui n'ont entre eux aucun rapport fondamental, qui n'appartiennent à aucune synthèse et ne reposent sur aucune base. Une telle médecine n'est pas une science, mais seulement un amas de faits provisoires, incertains, non-coordonnés et qui, ne procédant d'aucune méthode, sont, par avance, destinés à se détruire les uns par les autres.

D'ailleurs, ces pénibles vérités ne sont pas sans avoir frappé de consciencieux et illustres représentants de cette illusoire thérapeutique, dont les opinions écrites nous dispensent d'en faire des citations (1).

Que le médecin intelligent et consciencieux veuille donc lire notre ouvrage avec attention et *sans parti-pris*; et si la partie astrologique le rébute, qu'il la délaisse momentanément; l'étude approfondie des tempéraments y suppléera. Quant aux préparations spagyriques, qui exigent beaucoup de temps, de soins, de patience, et une installation spéciale, beaucoup de médecins n'y pourront recourir; dans ce cas, qu'ils emploient les remèdes homéopathiques modernes, qui sont, en tous cas, bien supérieurs à ceux qu'utilise l'Allopathie. Ainsi le médecin aura quelque chance d'accomplir loyalement sa mission.

J. M.

(1) Voir les opinions écrites de Stahl, Barthez, Broussais, Girtanner, Bordeu, Valleix, Gilibert, Frank, Magendie, Récamier, Bérard, Barbier, Malgaigne, Bouchardat, etc...

PRÉFACE

Le mot *Hermétique* dérive d'Hermès, le Moïse Égyptien dont la science colossale illumina l'antiquité d'une lumière divine. Cependant, *Hermétique*, comme *Occulte,* signifie réellement : *fermé* ou *invisible;* mais fermé et invisible aux hommes impurs ou aveugles ; car seuls, ceux-là peuvent franchir l'entrée du Sanctuaire, dont les yeux ont pu contempler la Lumière de vérité.

Pour la plupart des auteurs le mot *Spagyrique* signifie *purifier par résolution.* Selon Vossius, c'est *concrêter les choses raréfiées,* autrement dit : améliorer la Substance à l'état évolutif (première matière) pour, à l'aide de ce résultat, purifier d'autre matière. Le docte de Locques dit que ce mot signifie *vif-argent* (spargyros) et que c'est l'art de séparer le Mercure des corps. Quoiqu'il en soit, on comprend sous ce mot les opérations chimiques qui, par analogie, procèdent des lois naturelles. Séparer le Mercure, c'est extraire l'Esprit de la matière, ou tirer la Quintessence des corps. Tous les corps sont faits de *matière* et *d'esprit.* La Matière est passive et inerte, tandis que l'Esprit est le principe vital-actif, empreint de l'Idée divine, qui est cause d'évolution. Il est donc clair que la vertu des mixtes est dans l'Esprit, et que cet esprit est beaucoup plus actif lorsqu'il est délivré de sa prison corporelle.

Tout le côté physique de l'art spagyrique, est dans cette séparation ou extraction. Pour obtenir cet esprit en puissance de son maximum de vertu, il le faut exalter; pour l'exalter, il le faut mûrir (*évoluer*), et pour le mûrir, il faut corrompre son corps, à la façon dont le grain se putréfie dans la terre avant que de pouvoir germer.

Or, cette putréfaction n'est autre que l'*évolution de la matière*, par laquelle les atomes de la substance se séparent des hétérogénéités, se resserrent, se purifient, s'exaltent et s'élèvent à une latitude beaucoup plus noble que n'était leur état primitif.

Tout l'Art spagyrique consiste à provoquer l'*évolution de la matière* pour la purifier et l'exalter, ce qui ne se peut faire que par de subtiles et longues opérations que les auteurs anciens ont laissées dans l'ombre.

Les préparations spagyriques sont basées sur les œuvres naturelles de la Génération universelle, par lesquelles on peut extraire de la matière de puissantes *quintessences* dont la constitution atomique est ennoblie au point d'être entièrement assimilable à la nature humaine. Elles pénètrent l'organisme humain et le purifient en un mode normal et harmonique.

Les anciens sages connaissaient la nature des causes premières et secondes desquelles, par la Synthèse, ils pouvaient déduire de leurs effets et analogies sur le Monde inférieur.

C'est ainsi qu'ils connurent le processus de l'Œuvre alchimique, qui est une reproduction analogique de la Génération universelle du règne métallique, auquel les plus grand savants modernes n'ont rien compris.

La médecine Hermétique des plantes et des minéraux repose sur la connaissance des lois universelles dans leur nature intime d'abord ; dans leurs effets et analogies ensuite. L'Hermétiste doit connaître la nature des influences astrales et élémentaires, ainsi que les causes susceptibles de modifier la nature de ces influences. De plus, il ne doit pas ignorer les effets de ces influences sur le Monde organisé, ainsi que les correspondances analogiques qui unissent le Macrocosme au Microscosme.

L'ensemble de ces connaissances constitue une Synthèse à la fois simple, grandiose et subtile.

Simple, parce que ses lois sont celles de la nature, desquelles l'homme fut créé.

Grandiose, parce que cette synthèse embrasse le processus évolutif de toute la Création.

Subtile, parce que sa notion intime, ne se peut acquérir par la raison humaine, qui est limitée au contrôle imparfait des sens physiques, et est obscurcie par les erreurs inhérentes à l'éducation sociale.

Pour acquérir une notion quelconque, il faut en comprendre, non seulement le but, la fonction et la forme, (ce qui est du domaine de la raison), mais encore, et surtout, il en faut *ingérer* et *digérer* l'esprit intime, par la voie animique, jusqu'à complète assimilation. En résumé, il faut se pénétrer de la nature de la chose, *au point de la vivre en soi-même*.

La pratique de cette voie secrète exige de l'étudiant une prédisposition naturelle qui ne se peut développer que par une longue évolution, ou plutôt *involution*, dont la marche ascendante va de l'*impur* au *pur*, de la *Matière* à *Dieu*. Autrement dit, il faut dégager l'âme de sa prison charnelle, en s'affranchissant des exigences de l'égoïsme, en brisant les liens qui rattachent l'âme à l'instinct, par une constante purification qui se doit opérer sur les plans *physique*, *animique* et *intellectuel*, à la fois.

La purification *physique* s'obtient par l'usage quotidien d'une nourriture dont les éléments sont d'origine exclusivement végétale. Les mœurs doivent être chastes.

La purification *animique* se développe par la pratique du désintéressement, qui consiste à faire œuvre de charité et d'humilité, en ne conservant par devers soi que ce qui est nécessaire à une vie normale, simple et modeste.

La contemplation persistante des œuvres de la NATURE, jointe à une religion éclairée, confère au disciple la notion du VRAI, du BIEN et du BEAU.

La purification *intellectuelle* se peut acquérir par l'émission progressive, patiente et continue, d'une volonté équilibrée, tendant à dégager le jugement, les perceptions et les conceptions, des erreurs, habitudes, préjugés et conventions, inhérents à la vie sociale, et au monde extérieur. On peut ainsi élever peu à peu le plan des conceptions jusques aux causes premières et secondes.

Cette triple sublimation est absolument nécessaire au dégagement de la *Lumière intellective*, par laquelle on peut franchir l'entrée du Temple Hermétique.

La science de la MÉDECINE HERMÉTIQUE des plantes, est moins aride que celle des minéraux qui comprend l'ŒUVRE ALCHIMIQUE.

L'érudition proprement dite, qui surcharge la mémoire d'une foule de détails et de conventions, est chose inutile en cet art; de même, la curiosité est nuisible si elle n'est légitimée par une conscience pure et désintéressée. En somme, pour acquérir de grandes connaissances, il faut s'affranchir des idées toutes faites, des contingences, et étudier patiemment, modestement et humblement, en commençant par le rigoureux examen de soi-même.

Pour terminer cette préface, nous dirons que, malgré la quantité d'auteurs que nous avons consultés, notre traité n'est pas une simple compilation, car les ouvrages des maîtres sont comparables à la *Matière*, de laquelle il faut savoir extraire la *Quintessence* par un travail personnel, accompli selon la voie hermétique.

Jean MAVÉRIC.

REMARQUE. — Le présent ouvrage n'est pas seulement un développement de l'*Essai synthétique sur la médecine astrologique et spagyrique*, mais il en est surtout un perfectionnement.

Le processus de la Génération universelle, est ici plus complet et développé ; il en est de même des correspondances des plantes aux planètes. Le système des vibrations astrales avec ses effets et analogies est ici résolu définitivement et, dès lors, il se substitue à celui donné dans l'*Essai synthétique* qui n'était que provisoire.

Les opérations spagyriques sont ici clairement exposées, tandis que celles de l'Essai synthétique sont Incomplètes. Toutefois, il reste dans cet *Essai* de très bonnes choses, telles que *tout le début*, l'*étude des tempéraments*, *la recherche des maladies* et l'*analyse élémentaire des végétaux*.

PREMIÈRE PARTIE

Processus de la Génération universelle
Les plantes. La médecine hermétique.
Les influences astrales

Synthèse des origines de la Création

La ***Substance-Une-éthérée,*** empreinte de *l'Idée divine* (Origine éternelle de la Force harmonisée), remplit l'Espace de sa radiation blanche et froide dont les innombrables sources, parsèment l'Infini. De ces multiples centres de *l'Idée première,* émane la ***Lumière substancielle*** dont les vibrations négatives se propagent en tous sens, s'entre-croisant et se heurtant en modes inharmoniques de nature positive. De ces dissonnances, s'engendrent des tourbillons dont la vitesse de rotation s'accroît jusqu'à production de chaleur rouge qui devient Feu ; ainsi se forment les centres d'énergie, contenant le principe embryonnaire des lois créatrices.

Ces tourbillons ignés, sollicités par les attractions indéterminées qu'ils subissent dès leur formation, parcourent un trajet spiraliforme indéfini, jusqu'à ce qu'ils rencontrent un point équilibré. Mais la loi immuable d'inertie, dont le principe est dans la *force centripète,* s'oppose à tout mouvement isolé, et c'est ainsi que s'atténue peu à peu la chaleur de ces centres potentiels, en même temps que diminue leur vitesse rotative. C'est alors que l'Énergie issue de la ***Substance-Une***, se concentre pour se résoudre en une matière informe.

Pour effectuer son évolution, la Matière cahotique acquiert progressivement une certaine vibration négative, de nature quaternaire. Cette vibration se réalise ensuite en quatre modes distincts qui sont les quatre qualités élémentaires : Chaud, Humide, Froid et Sec. Ces qualités constituent donc, l'état de transition par lequel la *Susbtance-initiale* se réalise en principes positifs, car les éléments créateurs naissent de l'accouplement de ces qualités, et la vie évolutive est au centre des quatre éléments, issus du cahos primitif.

FORMATION DES QUATRE ÉLÉMENTS

Pour bien comprendre comment se forment les Eléments, il est nécessaire d'entrer dans le détail de la combinaison des qualités entres-elles, et d'examiner leur nature particulière.

Le *Chaud* n'est ni humide ni sec, mais simplement de nature chaude, fluidique, expansive, dynamique, dilatante et positive ; *il est l'origine du principe masculin.*

L'*Humide* n'est ni chaud ni froid, mais de nature volatile, subtile, atténuante, modératrice, vaporeuse et fugitive ; *il est l'origine du principe féminin.*

Le *Froid* n'est ni humide ni sec, mais de nature froide, fixative, inerte, conservatrice et concentrative ; il est l'origine du principe de *fixation* et *d'atonie.*

Le *Sec* n'est ni chaud ni froid, mais de nature dessicante, stérile, aride, réactive, éréthique et irritante ; il est l'origine du principe de *rétention* ou *d'opposition.*

L'élément ***Feu*** naît de l'exaltation, de la réaction et de la concentration du Chaud par le Sec, qui le rend violent et actif. Le Feu isolé, est de nature violente, active, destructrice, comburante, diffusive.

L'élément ***Air*** naît de l'action du Chaud sur l'Humide qui l'exalte, le dilate et le volatilise. L'Air isolé est de nature harmonique, générante, tempérante et matûrante.

L'élément ***Eau*** naît de l'action du Froid sur l'Humide qui le condense, le retient et l'alourdit. L'Eau isolée est de nature passive, atténuante, instable, désagrégeante, dispersive et réceptrice.

L'élément ***Terre*** naît de l'action du Sec sur le Froid qui le divise, et s'oppose à sa coagulation par sa nature réactive. La Terre isolée est de nature neutre, inerte, concentrative, aride et absorbante.

DE LA GÉNÉRATION UNIVERSELLE

Dans l'œuvre de la ***Génération***, le *Feu* donne l'impulsion spontanée, il est principe dynamique; il engendre le mouvement et l'action; l'âme ignée est en lui.

L'*Air* tempère la violence du *Feu*, harmonise le mouvement, mesure l'action. Il féconde la Terre et l'Eau d'où naît la putréfaction, laquelle précède toujours la Génération.

L'*Eau* volatilisée par le Feu retombe en pluie sur la Terre pour y circuler et y corrompre les germes fécondés par l'Air et animés par le Feu. L'Eau fait naître la putréfaction dans la Terre, par l'action de l'Air.

La *Terre* reçoit l'animation du Feu par le moyen du Sec, et la fécondation de l'Air par le moyen de l'Eau qui y engendre la putréfaction, comme en une matrice.

La Terre est le récepteur des germes fécondés.

La Génération naît donc dans la Terre et dans l'Eau, putréfiés par l'Air et animés par le Feu.

C'est ici l'origine des principes constitutifs qui, seuls, engendrent directement la substance des mixtes, étant voisins de la Matière.

NAISSANCE DES TROIS PRINCIPES CONSTITUTIFS

Dans le contact du *Feu et de l'Air*, le Sec de l'un et l'Humide de l'autre se tempèrent et deviennent passifs, tandis que le Chaud, qualité commune, devient actif et se réalise en un principe matériel qui est le *Soufre*.

Dans le contact de *l'Air et de l'Eau*, le Chaud et le Froid s'atténuent tandis que l'Humide, qualité commune, se réalise sur le plan matériel sous la forme du *Mercure*.

Dans le contact du *Feu et de la Terre*, le Chaud et le Froid se neutralisent, tandis que le Sec, devenant actif, engendre le *Sel*.

Dans le contact de *l'Eau et de la Terre*, l'Humide et le Sec se modèrent, laissant l'activité au Froid. Mais le Froid étant de nature atonique et anti-vitale, n'engendre aucun principe et c'est pourquoi l'Eau et la Terre se retrouvent matérialisés dans les mixtes.

Le Soufre est une matérialisation du Chaud qui est en le Feu et en l'Air.

Le Mercure est une matérialisation de l'Humide qui est en l'Air et en l'Eau.

Le Sel est une matérialisation du Sec qui est en le Feu et la Terre.

Le Froid, improducteur, habite en l'Eau et en la Terre, éléments passifs.

NATURE PARTICULIÈRE DES PRINCIPES CONSTITUTIFS

Le *Mercure* ou Esprit est une humidité subtile, volatile, mobile, spirituelle, essentielle, de nature générante. C'est le principe féminin de la semence, il est passif dans la génération et par rapport au Soufre, mais il est actif par sa mobilité. Le Mercure réside dans l'eau, son véhicule; dans les végétaux, il constitue la partie spirituelle de la plante et détient l'odeur ; dans les métaux, il est fortement uni au Soufre par le Sel.

Le *Soufre* ou Ame est une chaleur fixée et latente qui ne brûle pas, mais échauffe doucement; c'est l'agent dynamique de la fermentation. C'est le principe masculin de la semence, il est actif dans la génération et par rapport au Mercure.

Le Soufre est de nature chaude, coctrice, stimulante, fécondante, sa chaleur intrinsèque provoque l'évolution de la matière et combat l'action atonique du Froid. Il réside dans le Sel qui le retient et l'épaissit plus ou moins. Dans les végétaux, il apparaît sous forme d'essence, d'huile, de résine, de sève, et il réside dans les parties chaudes, essentielles et capiteuses des mixtes ; c'est de lui que s'engendre la saveur.

Le *Sel* ou Corps, est un principe négatif de nature dessicante, condensatrice, réactive et coagulatrice. Il épaissit l'eau mercurielle qui le dissout, et fixe le Soufre dans la Terre ; il unit intimement le Soufre au Mercure. Il est principe de conservation et s'oppose à la corruption.

Ces trois principes constitutifs se trouvent en l'Eau et la Terre vulgaires, qui leur servent de matrice, de véhicule et de base. La fermentation ou fécondation naît en la Terre et en l'Eau.

DE L'ESPRIT DU MONDE

Nous avons vu que l'origine de la Création est dans l'***Idée Divine-Éternelle-Incréée***, et que toutes les vibrations émanant de cette Idée-première, en sont virtuellement empreintes.

L'Esprit divin accompagne l'Œuvre de la Création dans le processus évolutif que parcourt la Substance, pour se réaliser en Matière, s'identifiant à la nature individuelle des divers états par lesquels passe cette Substance en évoluant.

Dans l'œuvre de la génération universelle, l'Idée divine se manifeste en la nature d'un ***Esprit vital-actif,*** naissant dans l'***Humidité chaude*** (*aérienne*), *qui est l'origine de toute génération.* Car la vie naît *au centre des polarités doubles,* dont le principe est dans l'Humide et le Chaud : (Femelle et Mâle ; Mercure et Soufre).

Cet Esprit actif, principe de la Vitalité et de la Forme idéale, réside dans le Mercure et le Soufre, unis à la matière par le Sel. Quand, par art spagyrique, on l'extrait des mixtes, il est empreint de la nature de ces trois principes sous une *seule forme* qui est la Quintessence.

La Quintessence est donc une substance spirituelle-active, faite de l'Esprit et de l'Ame, unis par le Sel volatil et animés de l'Esprit du Monde.

L'art se propose de l'extraire de la matière, pour régénérer le corps humain ou ennoblir les métaux imparfaits.

PROCESSUS DE LA GÉNÉRATION UNIVERSELLE SELON LES LOIS NUMÉRIQUES DE LA KABBALE

L'***Unité*** : Synthèse de l'*Idée divine*, Origine de l'Univers. Idée-Incréée-Éternelle, qui individualise la Matière par la Forme.

Le ***Binaire*** : L'*Idée première* négative se réalisant en mode positif. Union de l'Ame et du Corps, de l'Actif et du Passif, du Mâle et de la Femelle, du Soufre et du Mercure, la Matière animée de l'Esprit, le fixe et le volatil.

Le ***Ternaire*** : Nombre de la création, Image de la Trinité divine, les trois états de la Matière : Ame, Esprit et Corps ; les trois qualités génératrices : Chaud, Humide, Sec ; et les trois principes constitutifs : Soufre, Mercure et Sel.

Le ***Quaternaire*** : Nombre de l'équilibre universel, l'Unité manifestée dans le Ternaire, les quatre éléments créateurs.

Les quatre saisons de l'année, les quatre phases de la Lune.

Le ***Quinaire*** : L'Idée première dans la Quintessence, animant les quatre éléments.

Le ***Sénaire*** : Le Ternaire spirituel réalisé dans le Ternaire physique. Les trois qualités génératrices réalisées en principes constitutifs, le Binaire uni au Quaternaire.

Le ***Septenaire*** : Nombre synthétique de l'Univers. Les sept natures astrales ; le Sénaire animé de l'Esprit universel, le Ternaire manifesté dans le Quaternaire ; l'union du Binaire et du Quinaire.

La connaissance parfaite des lois de rapport de ces nombres dans la création, ouvre à l'étudiant la porte du Sanctuaire hermétique.

DE LA CONSTITUTION ANATOMIQUE DES ÉLÉMENTS UNIVERSELS

Les influences élémentaires et astrales sont de natures doubles et diverses. Les unes sont négatives et latentes, d'autres sont actuelles et positives. Chaque centre d'influence actif ou passif, outre sa nature élémentaire, détient une nature intime qui lui est propre.

Les effets de ces potentialités ne sont purs et normaux qu'à de certaines époques, que dans certaines positions ou qu'en certains lieux, qui constituent les conditions les plus propres à la manifestation de leur influence. Dans les modifications ou transitions qui caractérisent le passage d'une nature à une autre, il se crée un élément de nature intermédiaire qui participe de l'une et de l'autre, et les unit, sans qu'il se produise jamais aucune solution de continuité. Dans la nature, toute transition, toute modification ou transformation s'opère harmoniquement et sans à-coup.

Ceci prouve que la succession *traditionnelle* de la nature élémentaire des signes Zodiacaux est fausse, car il n'existe aucune transition entre les signes de Feu et d'Eau, non plus qu'entre ceux d'Air et de Terre, dont les natures sont diamétralement opposées. La double nature des signes n'est pure qu'en leur milieu (15e degré) et va diminuant vers leurs extrémités pour se marier à celle des signes conjoints, *sans solution de continuité.*

Les natures élémentaires des quatre positions du Soleil (en vingt-quatre heures) et celles durant l'année, se succèdent dans l'ordre de la nature, et ceci démontre quel devrait être l'ordre de la succession des signes : Air, Feu, Terre, Eau. Les quatre aspects de la Lune au Soleil subissent la même loi, ainsi que nous le verrons par la suite.

Chaque saison n'est pure *qu'en son milieu*, et les points *équinoxiaux* et *solsticiaux* représentent le centre des natures transitoires qui unissent les quatre saisons ou éléments, par les qualités : Humide, Froid, Sec et Chaud.

TABLEAU DES ANALOGIES ÉLÉMENTAIRES

SUJETS	EAU	AIR	FEU	TERRE
État............	Liquide	Volatil	Fluidique	Solide
Nature...........	Fluctuation	Harmonie	Destruction	Aridité
Fonction.........	Circulation	Nutrition	Dynamisme	Réception
Action...........	Atténuation	Modération	Violence	Réaction
Mouvement	Réflexe	Normal	Excessif	Rétenteur
Effet.............	Désagrégation	Attraction	Diffusion	Concentration
Création	Putréfaction	Maturation	Animation	Germination
Génération.......	Semence femelle	Semence mâle	Fécondation	Gestation
Saisons..........	Hiver	Printemps	Eté	Automne
Soleil............	A Minuit	Levant	A midi	Couchant
Lune............	Opposition	Premier quartier	Conjonction	Dernier quartier
Sentiment........	Passivité	Amour	Passion	Egoïsme
Facultés	Inconsistantes	Equilibrées	Brillantes	Profondes
Caractère	Versatilité	Jugement	Enthousiasme	Réserve
Age	Enfance	Age adulte	Age mûr	Vieillesse
Humeurs	Lymphe	Sang	Bile	Mélancolie
Organes	Ventre	Poitrine	Tête	Jambes
Digestion........	Neutre	Salée	Alcaline	Acide
Saveur...........	Insipide	Sucrée	Amère	Acide
Odeur	Fade	Douce	Forte	Acre

Observation. — Certains auteurs ont attribué à l'*Humide* la nature de l'*Eau* et au *Soufre,* celle du *Feu* ; d'autres ont prétendu que le *Sel* était une eau congelée, parceque le *Sel* se résout en eau par déliquium. Tout ceci est faux ; l'*Humide* est une vapeur subtile qui ne devient *Eau* que par son union avec le *Froid* qui le condense ; mais l'*Humide* peut aussi bien devenir *Air* par son union avec le *Chaud* qui le volatilise.

Le *Soufre* ne brûle, ni ne dessèche comme le *Feu,* c'est une *Chaleur* coagulée qui peut être aussi bien *humide* que *sèche.*

Le fait que le *Sel* attire l'eau contenue dans l'*Air*, est une preuve indiscutable de sa sécheresse naturelle.

CLASSIFICATION GÉNÉRALE DES PLANTES EN CINQ CLASSES PRINCIPALES

Cette classification empruntée à Ettmuller, habile chimiste, est très générale et semble n'être basée que sur les différences essentielles de la nature des plantes, en ce qui concerne leur substance et constitution.

Première classe : Les plantes aqueuses et insipides, comme le pourpier, la joubarbe, la romaine, la laitue, l'endive, etc..., qui contiennent un sel alcali tempéré et caché, et sont très rafraîchissantes. Leurs essences, par le sel alcali qu'elles contiennent, précipitent les dissolutions de Saturne faites par le vinaigre.

2e *classe :* Les plantes aqueuses, mais acides, comme l'oseille, l'alléluya, et toutes celles dont la saveur est acide. Le principe acide de ces plantes, est retenu dans un alcali caché. Leur suc est propre à modérer la chaleur de la bile.

3e *classe :* Les plantes inodores et d'une saveur amère, qui contiennent un sel nitreux subtil ; tels sont la chicorée, le chardon bénit, le chardon Notre-Dame, le houblon, la fumeterre, la petite centaurée, la dent-de-lion, etc...

On tire de leur suc, un sel qui, dépuré par lessive, devient inflammable. Ces plantes sont détersives, diurétiques, sudorifiques, éliminatoires et dépuratives.

4e *classe :* Les plantes d'une saveur âcre et pénétrante, tels sont : le cresson, la cochléaria, la moutarde, le raifort, l'armoracia, la roquette, le poivre, etc... Ces plantes sont antiscorbutiques, et corrigent l'acidité de la mélancolie.

5e *classe:* Les plantes aromatiques, tels que, la sauge, le romarin, le pouliot, l'absinthe, le thym, le serpolet, le levistic, l'angélique, l'anis, le fenouil, le cumin, etc... Ces plantes ont un sel volatil huileux qu'on tire avec l'eau de la distillation et qui est plus actif que l'esprit qu'on obtient par fermentation. Ces plantes ont une vertu vulnéraire, céphalique, stomachique, nervine, utérine et cordiale.

DIVISION DES FLEURS EN TROIS CLASSES PRINCIPALES, D'APRÈS ETTMULLER

Première classe: Les fleurs sans odeur, comme la nymphée, l'antirhinum, l'ancolie, le bluet, etc... ; leur suc épaissi a des propriétés calmantes.

2e *classe:* Les fleurs ayant une odeur légère, comme le muguet, la rose, la violette, le jasmin, etc...; on en tire peu ou point d'huile odorante, si ce n'est par infusion; mais ces huiles sont plus cosmétiques que médicinales.

3e *classe:* Les fleurs aromatiques, comme la lavande, le thym, le serpolet, qui ont la vertu des plantes qui les portent.

Quant au bois, Ettmuller ne les distingue pas les uns des autres car, dit-il, par les mêmes opérations, on en tire une eau, un esprit acide, une huile grossière, puante et empireumatique, et un sel fixe qui se trouve dans le résidu.

On peut aisément constater que ces divisions sont plutôt rudimentaires, mais, peut-être, ne sont-elles pas inutiles.

DIVISION DES SEMENCES, D'APRÈS ETTMULLER

Première classe: Les semences dont la saveur ou l'odeur est forte, et qui sont de nature carminative, comme les semenses de fenouil, d'anis, de carvi, de cumin, etc..., que l'on donne dans les convulsions et l'hystérie.

2e *classe:* Les semences d'une saveur violente et âcre comme celles de moutarde, de poivre, de cochléaria, etc..., dont on tire, par fermentation, un esprit anti-putréfactif.

3e *classe:* Les semences tempérées, et surtout celles qui contiennent un mucilage parfois aqueux comme celles de persil, de fénugrec, les quatre grandes semences froides et les quatre petites. Ce suc est parfois plus huileux, comme dans le lin et les amandes douces.

DIVISION DES SEMENCES D'APRÈS LÉFÉBURE

Première classe : Les semences mucilagineuses et onctueuses dont les principes fixes donnent plus aisément leur vertu par la décoction que par la distillation.

2e *classe :* Les semences laiteuses, d'une substance blanchâtre et tendre qui, étant sèches, rendent de l'huile, mais dont la vertu se trouve dans l'émulsion ou lait, qu'on en tire par expression.

3e *classe :* Les semences oléagineuses et sulfurées qui contiennent peu d'eau et sont d'une substance compacte, aride et condensée par un soufre qui domine le sel. Elles sont propres à donner leur vertu par distillation.

On voit que ces deux divisions, quoique également bonnes, diffèrent entre elles passablement.

DIVISION DES PLANTES SELON LÉFÉBURE

Les plantes *vivaces*, dit Léfébure, se réconfortent de l'Esprit universel aux équinoxes du printemps et d'automne, et ainsi se nourrissent et se conservent par elles-mêmes ; tandis que les plantes *annuelles* qui ne se conservent que par leurs racines, se doivent renouveler chaque année par leur semence.

Ces deux espèces de plantes se divisent en trois classes.

Première classe : les plantes inodores dont les unes sont insipides, acides ou amères et parfois d'une saveur complexe, et dont les autres ont un goût dominant de nature subtile et piquante.

Ces plantes sont vertes et tendres et leur vertu est précoce, car elles abondent en un suc qui contient un sel tartareux essentiel qui devient mucilagineux avec le temps et la chaleur. Ce suc est difficile à extraire, si l'on cueille ces plantes trop tard ; il faut les prendre *dans leur succulence,* tendres et vertes, de sorte que leur tige se puisse rompre au moindre effort.

2e classe : Les plantes dont la vertu ne se manifeste que tardivement. Elles n'ont, au début, ni saveur, ni odeur et sont remplies d'une eau élémentaire ayant une senteur d'herbe commune fraîche. Cette eau contient, à l'état embryonnaire, un sel spiritueux et un soufre subtil dont la vertu ne se manifeste que lorsque la plante mûrie est dépourvue de flegme; alors, apparaissent le goût et l'odeur.

Ces plantes se doivent cueillir dans le temps où leur tige commence à se desécher par le bas, et que leur semence se manifeste.

3e classe: Les plantes dont la saveur se manifeste dès les premiers temps de leur végétation; au contraire, leur odeur est imperceptible, mais apparaît parfois dans le suc exprimé de la plante. Leur suc est épais et visqueux et contient un sel amer et piquant; parfois aussi, ce suc est mielleux et sucré.

La vertu de ces plantes ne se peut manifester que par digestion ou fermentation ; il les faut cueillir étant encore en fleurs *si elles sont amères et inodores;* mais si elles ont des fruits, baies ou grains, il faut attendre leur maturité, car leur vertu est, tout entière en ces fruits.

Cette division de Léfébure est fort intéressante et peut procurer de grands avantages, pour peu que l'on sache distinguer les plantes appartenant à chacune des trois classes; ce que l'auteur ne spécifie pas suffisamment.

Cependant, ces classifications seraient insuffisantes dans le traitement des maladies, et c'est pourquoi les médecins anciens établirent une division détaillée des simples selon leurs effets sur le corps humain, dans les différentes affections qui le peuvent atteindre.

Cette division diffère quelque peu avec chaque auteur, mais, au fond, elle est assez homogène et ses principes sont solidement établis.

Classification médicinale des simples

PREMIÈRE PARTIE

Division en sept classes

PREMIÈRE CLASSE. — **Plantes purgatives, émétiques et évacuantes**

Effet : évacuation des humeurs excrémentielles par les voies ordinaires et sensibles. Action éliminatoire.

Safran bâtard, prunellier, nerprun, pêcher, iris, couleuvrée, soldanelle, sureau, hieble, aulne noir, lin sauvage, réveil-matin, agaric, concombre sauvage, gratiole, cabaret, pain de pourceau, ellébore blanc, lauréole, aloès, casse, séné, garou, tamarin, manne, rhubarbe, myrobolan, scamonée, turbith, ipécacuanha, simarouba, coloquinte, gomme-gutte.

2e CLASSE. — **Plantes béchiques ou pectorales**

Effet : calmant de la toux, évacuation de la pituite visqueuse qui est aux bronches.

Capillaire, cétérac-pulmonaire, réglisse, pas-d'âne, pied-de-chat, herbe à coton, choux rouge, navet, bourrache, buglose, vipérine, aulnée, lierre terrestre, vélar, queue-de-pourceau, rosée du soleil, amandier, figuier, raisin, pommier de reinette, jujubier, dattes, pistaches, coton, benjoin, ananas.

3e CLASSE. — **Plantes errhines ou sternutatoires et salivantes**

Effet : excitation de la muqueuse nasale, éternuement, apaisement des migraines, décongestion de la tête.

Tabac, moutarde, herbe aux poux, herbe-à-éternuer, coquelourde, marronnier d'Inde, laurier rose, gingembre, mastic, pyrèthre, poivre, euphorbe.

4e CLASSE. — **Plantes hystériques ou emménagogues**

Effet : provocation des menstrues. Action antibilieuse, confortante et neurique.

Aristoloche, armoise, botrys, matricaire, mélisse, rue, sabine, soucy, giroflier jaune, valériane, souchet, espatule, marrube, safran, herbe-au-chat, menthe, agnus-castus, arroche puante, coare vraie, gomme ammonica, myrrhe, galbamun, assa-fœtida, sagapenum, opoponax, camphre.

3e CLASSE. — **Plantes apéritives ou diurétiques**

Effet : excitation de l'appétit, provocation des urines, décongestion des reins, du foie et du misentère.

Chicorée sauvage, pissenlit, oseille, patience, fraisier, coquerelle, ache, céleri, maceron, persil, fenouil, petit houx, arrête-bœuf, caprier, garance, chiendent, chardon roland, chardon étoilé, raifort, oignon, poireau, pois chiche, perce-pierre, passe-pierre, camphrée, ancolie, nielle, bardane, filipendule, grateron, grenul, larmes de job, herniole, genest, artichaut, chervis, frêne, bouleau, tamarin, sapin, térébentine, thé, genièvre.

6e CLASSE. — **Plantes diaphorétiques et sudorifiques**

Effet : élimination des principes aqueux et impurs par les pores de la peau.

Chardon-marie, reine-des-prés, scorsonère, scabieuse, germandrée aquatique, genièvre, angélique, benjoin, herbe-aux-teigneux, perce-mousse, buis, noyer, gayac, canelle, salsepareille, esquine, zodoaïre, oliban.

7e CLASSE. — **Plantes cordiales ou alexitaires**

Effet : réconfortant du cœur, régularisation du rythme cardiaque ; contre syncopes, défaillances.

Ail, fraxinelle, carline, dompte-venin, anthora, doronic, graine d'écarlate, œillet, alleluia, citron, limon, orange, satyrion, galèza, amone, cardamone, poivre cubèbe, girofle, bois de baume, anacarde, serpentaire, spic-nard, scille, santal, agripaume.

DEUXIÈME PARTIE

Première section. Division en sept classes

« Ces plantes agissent passivement sur le corps humain, et leurs effets sont moins sensibles que les précédentes, mais leurs vertus n'en sont pas moins efficaces. »

PREMIÈRE CLASSE. — **Plantes altérantes, céphaliques et aromatiques du premier ordre**

Effet : rétablissement des fonctions générales, équilibre, circulation et altération des humeurs.

Bétoine, muguet, tilleul, pivoine, gui, primevère, mouron, caille-lait, merisier, polium, basilic, calament, pouliot, thym, serpolet, romarin, sauge, lavande, hyssope, sarriette, marjolaine, marum, origan, laurier, digitale, canelle, girofle, muscade, storax, bois d'aloès, galanga.

2e CLASSE. — **Plantes ophtalmiques**

Effet : suppression de l'inflammation des yeux par applications, lavages ou absorption ; action : détersive et rafraichissante.

Chélidoine, euphraise, toute-bonne, verveine, bleuet, pied-d'alouette, chardon à foulon, trèfles, sarcocolle.

3e CLASSE. — Plantes stomachiques et vermifuges

Effet : excitation des fonctions digestives et destruction des parasittes gastro-intestinaux.

Absinthe, aurone, menthe, eupatoire de Mésué, tanaisie, estragon, santoline, café, vanille, cachou.

4e CLASSE. — Plantes fébrifuges

Effet : abaissement de la température et du poulx.

Gentiane, petite centaurée, germandrée, benoîte, argentine, boursette, quinquina.

5e CLASSE. — Plantes hépatiques et spléniques

Effet : dégorgement du foie et de la rate, écoulement de la bile et des humeurs chaudes.

Aigremoine, eupatoire d'Avicenne, scolopendre, polypode, fougère, fumeterre, houblon, chanvre, pied-de-veau, serpentaire, cerfeuil hépatique, grande centaurée, barbe-de-moine.

6e CLASSE. — Plantes carminatives

Effet : dissolution et division des matières visqueuses et épaisses et des humeurs crues.

Anis, badiane, coriandre, carvi, ammi, aneth, daucus, panais, liveche, séséli, sison, mélilot, camomille.

7e CLASSE. — Plantes antiscorbutiques

Effet : lénification, tonification, aseptie des tissus et lubrification des muqueuses, division du sang et des humeurs épaisses.

Herbe-aux-cuillers, cresson, capucine, bécabunga, berle, herbe-aux-écus, trèfle-d'eau, roquette, passerage, raifort, patience-aquatique, canelle blanche, curcuma, gomme-laque.

TROISIÈME PARTIE

Première classe. — **Plantes altérantes du deuxième ordre**

Effets généraux : purification et resserrement des tissus, divisions des humeurs localisées. Action anti-traumatique.

Petite consoude, brunelle, sanicle, pied-de-lion, pervenche, pirole, filoselle, mille-feuille, renouée, pâquette, grande consoude, orpin, sceau de Salomon, plantain, amaranthe, patience-rouge, phalitron, quintefeuille, tormentille, bistorte, bec-de-grue, perce-feuille, croisette, ortie, prêle, airelle, myrthe, grenadier, épine-vinette, coignassier, églantier, roses, sumac, cyprès, chêne, sorbier, liège, coudrier, orme, châtaignier, néflier, cornouillier, iris jaune, macres, vesse-de-loup, baume du Pérou, ladanum, accacia, sang-de-dragon.

2e classe. — **Plantes vulnéraires détersives**

Effet : cicatrisation des plaies et ulcères.

Persicaire, ronce, troène, herbe-aux-verrues, herbe-aux-gueux, renoncule, alliaire, lierre, soude-salicotte, saponnaire, herbe de sainte Barbe, lampsas, herbe-de-saint-Jacques, chèvre-feuille-pomme de Merveille, double-feuille, langue-de-serpent, lotier-odorant, résine capal.

3e classe. — **Plantes vulnéraires apéritives**

Effet : provocation de l'appétit, ouverture des obstructions, évacuation du sable et des glaires par l'urine.

Véronique mâle et femelle, verge d'or, mille-pertuis, yvette, pimprenelle, œil-de-bœuf, mélisse batarde, arnica, colophane.

4e classe. — **Plantes émolientes.**

Effet : relaxion, distension des tissus, muscles et fibres, amolissement des muqueuses, apaisement de l'irritation.

Mauve, guimauve, violette, mercuriale, pariétaire, seneçon,

poirée, arroche, épinard, bon-Henri, acanthe, berce, bouillon-blanc, lis, lin, linaire, olivier, peuplier, houx.

5e CLASSE. — **Plantes résolutives, usage externe**

Effet : résolution et division des tumeurs, dissolution et fusion des humeurs coagulées ou fixées.

Orge, seigle, blé blanc et noir, avoine, fève, orobe, vesse, lupin, fénugrec, lentille, pois, petite et grande scrofulaire, herbe de saint Étienne, ortie puante, ortie morte, chardon aux ânes, sceau de Notre-Dame, petit-lizet, pastel sauvage.

6e CLASSE. — **Plantes calmantes et soporifiques**

Effet : apaisement des douleurs, provocation au sommeil.

Pavot, jusquiame, ciguë, mandragore, douce-amère, belladone, stramonium, pomme dorée, mayenne.

7e CLASSE. — **Plantes rafraîchissantes et tempérantes**

Effet : action tempérante sur les humeurs chaudes, et rafraîchissante sur le sang.

Citrouille, concombre, melon, laitue, laitron, romaine pourpier, endive, joubarbe, nombril de Vénus, mouron, nénuphar, lentille d'eau, millet, mâche, raiponce, herbe-aux-puces, langue-de-chien, cerisier, framboisier, groseiller, cassis, murier, saule, pin, gomme adragante et arabique, riz.

Division des plantes médicinales selon Hermann Boerhaave (1700)

(complétée par l'auteur)

Voici une curieuse classification qui émane d'un médecin consciencieux et savant et dont on peut tirer beaucoup de profit.

Végétaux acides, aigres et astringents :

Acacia, prune sauvage, oseille, épine-vinette, racine de bistorte, fruits et racine de caprier, fruits verts et feuilles de cornouiller, fruits et feuilles de cyprès, fruits et feuilles d'églantier, pommes, coing, racine de fougère, fraisier, écorce de frène, grenade, mille-pertuis, hypociste, patience, nèfles vertes, myrobolans, feuilles de myrrhe et de nénuphar blanc, verjus, pimprenelle, quintefeuille, rhubarbe, feuilles et grains de sumach, sang-dragon, grande joubarbe, sorbes, fruits de tamarin, tomate, écorce de tamaris, racine de tormentille, et presque tous les fruits verts.

Ces plantes se préparent par l'infusion, la décoction, ou avec des vins blancs par circulation.

Végétaux non acides et neutres :

Absinthe, alliaire, ail, anet, authora, angélique, anis, celeri, aristoloche longue et ronde, grand raifort, pied-de-veau, dompte-venin, asperge, asfodèle, basilic, choux, calamus aromatique, calament, chardon bénit et Marie, girofle, cochléaria, oignons, petite centaurée, carotte sauvage, roquette, chardon Roland, vélar, eupatoire, galanga, aulnée, passerage, marjolaine, marrube, matricaire, bois-gentil, navet, cresson, herbe au chat, origan, poivre, poireau, pyrèthre, rûe, saponnaire, satyrion, serpolet, sabine, sariette, trique-Madame, moutarde, cille, thym, victoriale, ortie, zédoaire, gingembre.

Ces végétaux se préparent comme les précédents.

Végétaux alcalins :

Alliaire, alisson, arum, arroche puante, herbe-aux-charpentiers, Terrenoix, caméline, poivre d'Inde, agripaume, cardamine, épurge, germandrée, grande chélidoine, roquettes, vélar, gratiole, lauréole, cresson d'eau.

Végétaux rafraîchissants :

Orange, citrons, cerises anglaises, baies de sureau, concombres, courges, melons, figues, fraises, grenades, jujube, limons, mûres, pêches, groseilles rouges, framboises.

Végétaux calmants et émolients :

Arroche, batatas, bourrache, choux rouge, terrenoix, cerfeuil, chicorées, artichaud, concombres, pissenlit, endives, laitues, panais, pourpier, raves, racines de chervi et de scorsonnère, épinards, racine de barbe-de-bouc, petite valériane, amandes douces, et toutes les céréales dites farineuses.

Végétaux mucilagineux, adoucissants :

Guimauve, mauve sauvage, pied-de-lion, morgeline, fleurs, feuilles et racines d'althea, pâquerette, bon-Henri, acanthe, les consoudes, langue-de-chien, feuilles de jusquiame, bulbes de lis blanc, linaire, lin, mélilot, guimauve entière, mercuriale, pariétaire, feuilles de peuplier blanc et noir, pulmonaire, feuilles de sureau, scabieuse, sceau de Salomon, morelle, mollaine, violette, vulnéraire.

Végétaux huileux doux et amères :

Amandes, lin, olive, mucilages, lichen, palme, pavot blanc, morelle, mélilot, violette, capillaire, jujubes, grande consoude.

Végétaux aromatiques et cordiaux :

Thym, romarin, serpolet, sauge, lavande, anis, fenouil, sarriette, laurier, origan, canelle, girofle, muscade, géranium, carvi, marjolaine, absinthe, hyssope, genièvre, safran, macis, pouliot, menthe.

Desplantes aromatiques, on tire des huiles essentielles balsamiques de beaucoup de vertu.

Végétaux aromatiques irritants dont les *fleurs et feuilles* sont remplies de principes stimulants et actifs :

Ageratum, aurone, anet, anis, souci, aristoloche, bétoine, œillet, petite centaurée, safran, eupatoire, mélilot, marum, sauge, scabieuse, tanaisie, lavande.

Végétaux aromatiques dont les *racines* contiennent des principes stimulants et actifs :

Acore vraie, ail, angélique, anthora, aristoloche ronde, grand raifort, carline, statice, grande chélidoine, contrayerva, herbe de coq, sanfran indien, pain de pourceau, souchet, doranie, fraxinelle, galanga, gentiane, auné, imperatoire, iris, ivèche, gingembre, benjoin, meum, nisi, arrête-bœuf, pétasite, persil, fenouil, pivoine, pyrèthre, garance, petit houx, satyrium, scrofulaire, scille, valériane, victoriale, dompte-venin, zédoaire.

Végétaux aromatiques ou stimulants dont la vertu est surtout dans la *semence :*

Anet, anis, ache, ancolie, carvi, céleri, coriandre, cumin, carotte sauvage, roquette, velar, fénugrec, ivèche, navet, cresson, nielle, panais, persil, raifort, fenouil tortu, moutarde, anacarde, cardamone, bardane, badiane, kermes, cubèbes, genièvre, laurier, muscade.

Végétaux dont la vertu est surtout dans l'écorce :

Gayac, sassafras, genièvre, orange, citron, limon, canelle.

Sucs végétaux aromatiques et irritants :

Assa-fœtida, benjoin, sagapénum, genièvre, ambre gris liquide, aloès, myrrhe, storax, encens.

Végétaux sudorifiques dont la vertu est aux racines :

Ache, bardane, squine, chicorée, chiendent, navet, persil,

raves, petit houx, salsepareille, scorsonnere, feuilles d'oseille, d'endive, de chicorée; fleurs de bourrache, de sureau, de pissenlit.

Végétaux diurétiques et détersifs :

Sève de bouleau, endives, cerfeuil, laitues, oseille, sucs récents des fruits murs, chiendent, chicorée sauvage, persil, poireau, artichaut, thé, pissenlit, petit houx, houblon.

Végétaux rafraîchissants et fébrifuges :

Groseilles, coings, cerises anglaises, épine-vinette, mûres, framboises, eau d'orge, grenades, limons, citrons, oranges.

Végétaux hépatiques, contre l'ictère :

Oseille, alleluya, patte-d'oie, bon-Henri, condrille, chicorée sauvage, dent-de-lion, endive, fumeterre, hiéracium, laitue, patience, pourpier, tamarin, pruneaux, raisins, jus d'oranges et de citrons.

Végétaux contre l'inflammation intestinale :

Racine de scorsonnere, de barbe-de-bouc, de chervi, de persil, de chicorée, de valériane; feuilles de lavèche, de mille-pertuis, simaruba.

Végétaux anti-néphrétiques :

Aigremoine, alcéa, pied-de-lion, guimauve, cerfeuil, pâquerette, faux chervi, plitissen, fenouil, réglisse, buglosse, turquette, laitue, scolopendre, mercuriale, herbe aux écus, nénuphar, fraisier, chiendent, arrête-bœuf, pariétaire, persicaire, scabieuse, verge d'or, ortie.

Huiles végétales contre la paralysie, *par application* :

Absinthe, anet, camomille, herbe aux chats, rue, trèfle odorant, castor, safran, iris.

Nota : on peut tirer toutes ces huiles ensemble.

Végétaux anti-scorbutiques :

Oseille, aurône mâle, alleluya, aigremoine, mourron, armoise, bardane, cerfeuil, germandrée, ivette, chicorée, endive, crambe, eupatoire, fenouil, fumeterre, galega, lierre terrestre, patience, ivèsche, marjolaine, mélisse, menthe, cresson d'eau, sauge, scabieuse, scordium, véronique, ortie et tous les fruits aqueux, acidulés et doux.

Végétaux pulmonaires :

Myrrhe, encens, plantain, fleurs de coquelicot, pavot, racine de tormentille, de quintefeuille argentine, fleurs de quintefeuille rouge, semence d'oseille et de pavot, réglisse, térébenthine, fleurs de bétoine, de millepertuis et de primevère.

Végétaux contre l'hydropisie :

Racines d'impératoire, d'aristoloche, de zédoaire, de siler des montagnes, de gingembre ; fleurs de petite centaurée, de romarin, de gratiole ; baies de laurier, de genièvre, de thym, de serpolet, de marum ; semences d'absinthe, de tanaisie, de fenouil. Ces plantes peuvent être macérées ensemble dans du vin fort et vieux.

Végétaux vénériens, pour les maux de la matrice et des ovaires :

Myrrhe, couleuvrée, coloquinte, sagapénum, galbanum, assafœtida, aristoloche, armoise, rûe, agripaume, camomille, genévrier, marjolaine, marum, pouliot, sabine, sauge, sureau, serpolet, tanaisie, thym.

Végétaux contre la gravelle et le calcul :

Bourrache, cerfeuil, condrille, laitue, persil ; *racines* de daucus, de raves, de chervi, de laitron, de scorsonnere, de barbe-de-bouc. Feuilles de mauve, d'althéa, de guimauve, de mercuriale, de pariétaire, de blanche-ursine, d'aroche.

Végétaux fortifiants, desséchants, excitants, stimulants :

Aigremoine, bétoine, caprier (baies), cétérac, cuscute, sanicle, fougère mâle, hépatique, scolopendre, mélisse, osmonde, polypode, ronce, scabieuse, tamaris, politric, véronique, angélique, girofle, carline, anacarde, santal, scille.

Nota : Cette classification est entièrement dépendante de la précédente.

De la conservation des plantes

Cette question est un peu en dehors de notre sujet, et d'ailleurs il existe de nombreux ouvrages qui en traitent de façon détaillée. Toutefois, nous en dirons quelques mots afin d'attirer l'attention de l'opérateur sur certains points délicats.

Les plantes, pendant leur croissance, acquièrent une eau visqueuse qui fait partie intégrante de leur constitution. Mais elles sont, en outre, saturées d'une eau crue, non évoluée et surabondante qu'il faut séparer de leur substance, car elle est cause de corruption. Il est évident que cela est surtout nécessaire pour les plantes de la première classe, « *selon Ettmuller* », car elles sont remplies de cette eau insipide.

Il faut donc procéder par dessication, et les divers moyens employés sont : la chaleur solaire, celle des étuves, celle du bain-marie ou d'un four spécial. On peut employer ces moyens séparément ou successivement pour les mêmes plantes, selon leur nature particulière.

Prenons, par exemple, la chicorée sauvage, qui contient une moyenne proportion de cette eau crue ; il faut en séparer les herbes étrangères et les feuilles mortes, puis étendre ses feuilles sur des clayons d'osier recouverts de gros papier et les exposer aux rayons du soleil ou dans un four special, à la température moyenne de 40 à 50 degrés centigrades. On peut reconnaître que la plante est sèche quand elle se pulvérise au toucher ; il faut alors la retirer du four et l'exposer à l'ombre, en lieu sec et propre, et faire en sorte que les feuilles et tiges ne soient pas entassées les unes sur les autres; ainsi préparées, les plantes conservent leur couleur et gardent un aspect de fraîcheur.

Les plantes aromatiques se doivent sécher *promptement*, mais il faut proportionner la chaleur au degré de volatilité de leurs esprits ou sel spiritueux, et de leur quantité d'humidité. Dans ce cas, la chaleur solaire, est préférable au bain-marie. Certaines plantes que l'on emploie fraîches cueillies ne doivent pas être desséchées, car leur vertu réside dans leurs sucs et sels volatils que la chaleur dissiperait; telles sont les plantes crucifères et antiscorbutiques. Pour les autres plantes, il semble que leur arôme s'atténue par la dessication, mais ceci n'est qu'apparent car peu à peu leur odeur ou parfum réapparaît.

Des fruits

Fruits, baies, grains, semences, noyaux, pépins sont une seule et même chose diversement constituée, car la semence est toujours au centre du fruit. La semence contient le germe de la plante, et elle n'apparaît qu'après la floraison, au temps de la maturité.

Les fruits que l'on veut dessécher se doivent cueillir avant que d'être tout à fait mûrs, tandis que ceux que l'on veut employer de suite doivent être cueillis, mûrs, savoureux, sucrés et colorés. Il faut peler les fruits et les mettre à la chaleur du four durant un quart d'heure; ensuite, on doit les exposer à l'air ou au soleil jusqu'à presque complète dessication, puis on achève de les dessécher à chaleur lente, et séparés les uns des autres par du papier.

Des fleurs

Toutes les parties de la fleur ne sont pas également odorantes et de plus, la fleur n'est pas toujours le siège de l'odeur. Dans les labiées, l'odeur réside dans le calice, tels sont: le thym, le romarin, la sauge, la lavande, etc..., mais les feuilles de ces plantes ont autant d'odeur que leurs fleurs et fournissent autant d'huile essentielle dans la distillation.

Chez les liliacées, comme le lys blanc et jaune, la tulipe et aussi les plantes de l'espèce du jasmin et de la fleur d'orange, l'odeur émane des pétales. Ces fleurs, ainsi que la plupart des roses pâles, doivent être employées fraîches, car elles perdent leur odeur par la dessication.

Le parfum de ces fleurs est si fugace qu'il ne peut être retenu que par leur principe huileux. D'autres fleurs comme les roses rouges, les œillets rouges, le bouillon-blanc, acquièrent de l'odeur par la dessication. Le temps le meilleur pour cueillir les fleurs est un peu avant leur épanouissement, et cela à part de rares exceptions.

L'œillet rouge et la violette de carême se cueillent au moment ou la fleur s'épanouit, de même que certaines fleurs trop petites, auxquelles il faut conserver leurs sommités fleuries : elles sont la petite centaurée, le scordium, l'absinthe, l'hysope, l'euphraise, la fumeterre, la marjolaine, l'origan, les gallium à fleurs jaunes et blanches.

Les fleurs de camomille doivent êtres mondées de leurs queues et celles de tussilage et de pied-de-chat ont besoin d'être séchées plus longtemps que les autres. En somme, la dessication des fleurs est analogue à celles des plantes et des feuilles, et on les conserve *semblablement*. En général, il vaut mieux leur laisser leur calice pour aider à leur conservation.

Des semences

Les semences ou amandes huileuses qui sont *émulsives*, comme celles de lin, de citron, de phyllium, les amandes douces et amères, celles de melon, de concombre, de cumin, d'anis, de fenouil, fournissent de l'huile par expression, après avoir été desséchées à la chaleur du soleil d'automne et en lieu sec. Il faut enlever leur écorce et leur laisser la pulpe jaune et tendre. A défaut de soleil, le bain-marie est requis. Dans les semences farineuses comme l'orge, l'avoine, le seigle, les lupins, les fèves, pois, lentilles et haricots, le mucilage est desséché et ne se peut dissoudre qu'en eau bouillante.

Les semences sèches et ligneuses comme celles de coriandre, de semen-contra, etc..., se pulvérisent difficilement; elles se doivent cueillir avec la plante que l'on fait dessécher au soleil, et il ne reste qu'à secouer la tige pour les faire tomber. On les doit exposer deux jours à l'air et les conserver en vases de verres clos.

Des racines

Nous parlerons plus loin du temps où il faut cueillir les racines, car, sur ce point, les auteurs ne sont pas d'accord. Les racines bulbeuses ou grasses se peuvent cueillir en toute saison. Pour conserver les racines, il les faut d'abord laver à l'eau fraîche, puis on les coupe en morceaux et on les met dessécher au four. Il faut ensuite les enclore dans des boîtes bien fermées.

Certaines racines, comme celles de guimauve, de nénuphar, etc..., ne se conservent pas très longtemps; la racine d'angélique prise au printemps, se garde moins longtemps qu'arrachée en automne.

Des bois

Les bois se récoltent après la chute des feuilles. On doit prendre de grosses branches avec l'écorce, sauf pour le bois de genièvre dont on rejette l'aubier et l'écorce.

Les bois résineux exotiques comme l'aloès, le gayac, se doivent choisir très pesants, sans aubier et surtout dans la partie du tronc.

On coupe les bois en morceaux après en avoir ôté l'aubier et l'écorce, pour la plupart, puis on les déssèche au soleil, en lieu sec.

Les bois résineux se conservent longtemps, mais les bois tendres doivent êtres conservés en des boîtes bien closes et en lieu sec. Les écorces se déssèchent et se conservent comme les bois après avoir été nettoyées.

CONSERVATION DES PLANTES SELON LA MÉTHODE DE VALLOT

Cueillir les plantes entre fleur et semence, au lever du soleil, par temps sec.

Les empiler dans de grandes cruches de grés et les presser tant que les cruches soient bondées jusqu'au bord. Enfoncer dans le col des cruches un bouchon auparavant trempé dans de la cire fondue et enduire le dessus de ce bouchon avec de la poix fondue. De cette manière, on peut conserver fort longtemps des plantes avec toute leur vertu, parfum et saveur. De plus, elles se fermentent elles-mêmes, et sont ainsi bien préparées pour la distillation.

Nota : Une pincée de sel nitre brut, mise au fond du vase, ne pourrait avoir qu'un excellent effet.

Récoltes que l'on peut faire dans chaque mois

♓-♈ **Mars**. — Fleurs de : pêchers, pervenches, primevère. Oignons de lis. Racines de: ache, anonis, aristoloche, arum, asperges, bardane, bistorte, bryone, chiendent, chélidoine, calamus aromatique, canne, fenouil, filipendule, fougère mâle, éllébore noire et blanc, iris, nénuphar, oseille, pain de pourceau, petit houx, quintefeuille, satyrion, saxifrage, scrophulaire, tormentille.

♈-♉ **Avril**. — Tout ce qu'on n'a pas pu recueillir en mars par suite du mauvais temps se récolte en avril, et en outre: Chatons de noyer, éponges de cynorrhodon, feuilles de mandragore fleurs de muguet, d'ortie blanche, de souci des prés, racines de chicorée sauvage et de patience.

♉-♊ **Mai**. — Tout ce que le mauvais temps n'a pas permis de récolter en avril. Mai est le mois où la végétation est la plus active et abondante.

Absinthe major et minor, aigremoine, plantes anti-scorbutiques, bourrache, buglosse, bugle, chicorée sauvage, écorce de sureau, eupatoire, fleurs de camomille, de genêt, de pivoine, de roses pâles et rouges, de sureau, de fumeterre, de géranium, grains de navet, grande ciguë, houblon, lierre terrestre, matricaire, mercuriale, pervenche, plantain, pulmonaire, rue, scabieuse, tanaisie, véronique.

♊-♋ **Juin**. — Presque toutes les plantes de mai quand elles sont tardives.

Ache, aneth, angélique, armoise, asarum, basilic, bétoine, calament, cerises chamædrys, chardon bénit, écorce de garou, feuilles d'épithyme, d'érésimum, de mauve, de mélisse, d'euphraise de fenouil, de guimauve ; fleurs de bluet, de bourrache, de bouillon-blanc, de buglose, de coquelicot, de guimauve, d'hypéric, ou de lavande, de lis blanc, de mauve, d'oranges, de pied de chat, de ptarmica, de roses musquées, de scabïeuse, de stechas, de tilleul, fraises, gallium jaune, groseilles, hysope, jusquiame, marjolaine, marube blanc et noir, mélilot, menthe poivrée, morelle, tabac, origan, orvalle, petite centaurée, pied-de-lion, pissenlit, rossolis, saponaire, sauge, scordium, semences de carvi, de coriandre, de thym.

♋-♌ **Juillet**. — Les plantes aromatiques tardives.

Cassis, cerises noires, mûres, noix vertes, framboises, sumac, têtes de pavot. Feuilles de : cathaire, chélidoine, gratiole, marum, mille-feuilles, persicaire, reine-des-prés, sabine, sanicle, scrofulaire, séneçon, violier.

Semences de : aneth, daucus, lupin, orobes, pavot noir, persil, psyllium, séséli, thaspi, violette.

♌-♍ **Août**. — Le mois de la maturité.

Feuilles de belladone, de trifolium fibrinum, de turquette ; fleurs de grenade. Semences de daucus, de concombre, de jusquiame, de melons, cynorrhodon, stramonium.

♍-♎ **Septembre**. — Fruits et semences.

Baies d'alkekengi, de berberis, de nerprun, de sureau, d'ieble. Racines de colchique, d'orchis, d'angélique, de réglisse, de valériane minore. Semences de melon, d'ortie, de potiron, scolopendre, capillaire, cétérach, adiantum.

♎-♏ **Octobre**. — Fruits à pépins.

Bois et baies de genièvre, choux rouge, coings, écorce de garou, gui de chêne, pommes reinettes, sumac. Semences de coriandre, de palma christi, de pivoine.

Racines de : angélique, calcitrye, chardon Roland, consoude, cynoglosse, énula-campana, garance, impératoire, patience, polypode, pomme de terre, rapontic, rhubarbe.

♏-♐ **Novembre**. — Végétation finale.

Agaric, baies de genièvre, certains champignons.

♐-♑ **Décembre**. — Atonie, repos.

♑-♒ **Janvier**. — Pulmonaire de chêne, noix de cyprès.

♒-♓ **Février**. — Bourgeons de peupliers, fleurs de giroflées jaunes, tussilage, violette, racines d'anthora, d'asarum, de fraisiers, de guimauve, de persil, de pivoine, de polypode, de valériane majore.

APHORISMES CONVENTIONNELS DES ANCIENS

« Dénomination par groupes de certaines plantes ayant des propriétés communes. »

Les **cinq racines apéritives** sont celles de *petit houx*, d'*asperges*, de *fenouil*, de *persil* et d'*ache*.

Les **cinq capillaires** sont l'*adiantum noir* et *blanc*, le *polytric*, le *cétérach* ou, à sa place la *scolopendre* et le *ruta-maruria*.

Les **trois fleurs cordiales** sont celles de *buglosse*, de *bourrache* et de *violette*.

Les **quatre fleurs carminatives** sont celles de *camomille romaine*, de *mélilot*, de *matricaire* et d'*aneth*.

Les **herbes émollientes ordinaires** sont les feuilles de *mauves*, de *guimauve*, de *blanche ursine*, de *violette*, de *mercuriale*, de *pariétaire*, de *bette*, de *séneçon*, d'*oignons de lis*, etc.

Les **quatre grandes semences** froides sont celles de *courge*, de *citrouille*, de *melon*, et de *concombre*.

Les quatre **petites semences** froides sont celles de *laitue*, de *pourpier*, d'*endive* et de *chicorée*.

Les **quatre grandes semences chaudes** sont celles d'*anis*, de *fenouil*, de *carvi* et de *cumin*, on les nomme aussi *carminatives*.

Les **quatre petites semences chaudes** sont celles d'*ache*, de *persil*, d'*ammi*, de *daucus* ou *carotte sauvage*.

OBSERVATION RELATIVE AUX PRÉCÉDENTES CLASSIFICATIONS

Les précédentes classifications sont pour la plupart basées sur les effets que produisent dans le corps humain, les plantes préparées d'une façon élémentaire, selon les procédés de la chimie ordinaire. Les propriétés indiquées dans ces classements se rapportent donc plutôt à la médecine allopathique qui guérit le mal par son contraire selon l'aphorisme : *contraria-contrariis curantur*. Toutefois, il n'en est pas de même *des correspondances astrales*, car celles-ci procèdent de la médecine spagyrique d'où est issue l'homéopathie actuelle qui guérit le mal par son semblable selon l'aphorisme : *similia-similibus curantur*.

En effet, à part quelques exceptions, toute plante traitée par les procédés ordinaires, agit d'une façon élémentaire, anodine et superficielle ; mais si cette même plante est traitée par l'art spagyrique, autrement dit, si l'on en extrait la quintessence, son action devient tout autre, opérant profondément, elle détruit la cause du mal, par un principe de nature semblable à sa cause.

Nous débuterons donc dans cette étude par l'exposé des préparations des plantes selon la *chimie ordinaire* et telles que les pratiquaient les meilleurs artistes anciens.

Mais auparavant nous étudierons le temps annuel autant qu'astral, auquel il faut cueillir les plantes : ce sujet étant selon les maîtres, d'une importance capitale.

A QUELLES ÉPOQUES DE L'ANNÉE IL FAUT CUEILLIR LES PLANTES MÉDICINALES

Toutes les années ne sont pas également favorables à la récolte des végétaux ; les meilleures sont celles où il a plu modérément. Les années de sécheresse sont bonnes aux plantes de nature chaude, aromatique, comme l'angélique, le thym, le genièvre, l'anis, le giroflier, le poivre, la menthe, etc... ; leurs principes essentiels ont moins de vertu dans les années pluvieuses qui sont les moins favorables au développement des plantes et à leur conservation.

Les plantes vivaces se fortifient de l'Esprit universel aux équinoxes de printemps et d'automne ; de sorte que ces plantes sont bonnes à cueillir dès les premiers jours d'avril, tandis que leurs racines sont, au commencement d'octobre, toutes saturées des principes essentiels qui constituent leur vertu.

Les plantes annuelles ne se conservent pas par leurs racines et elles ont une vertu différente, *selon l'époque de leur croissance à laquelle on les cueille :* ainsi, les borraginées, au premier temps de leur croissance, ne contiennent qu'un peu de sel alcali terreux et un peu de nitre, mais à mesure que leur croissance progresse, la quantité de ces sels augmente de plus en plus. Les plantes crucifères et la plupart des aromatiques annuelles sont soumises aux mêmes lois que les précédentes.

Presque tous les auteurs s'accordent à dire qu'il faut cueillir les plantes au moment où les boutons commencent à s'ouvrir, avant que la fleur ne soit ouverte ou épanouie, autrement dit, *entre fleurs et semences*. Ceci doit être surtout pour les plantes de genre du *calement de montagne,* de la *centaurée,* de *l'ivette*, de la *germendrée,* de la *fumeterre*, de la *marjolaine,* de *l'origan*, du *pouliot,* du *serpolet*, du *thym,* etc... Toutefois, la règle qui ordonne d'arracher les plantes entre fleurs et semences, n'est pas absolue ; certaines plantes aqueuses comme la *laitue,* la *romaine,* les plantes adoucissantes et lénitives comme la *mauve*, la *guimauve*, la *pariétaire*, le *seneçon*, etc.., ne sont en possession de leurs principes dulcifiants et salutaires qu'au temps de leur jeunesse et avant la pousse de leurs tiges.

Il en est de même de la *chicorée,* des espèces de *choux,* de *l'enpatoire,* du *plantain* et des diverses espèces de *lapathum*, car leurs feuilles deviennent ligneuses à mesure que leurs tiges s'élèvent.

Les plantes dont la vertu est dans les fruits ou baies, ne se doivent récolter que très mûres, afin que leurs fruits ou semences aient le temps de se former. Certaines plantes ne produisent que des fleurs minuscules ou embryonnaires, telles sont les capillaires, la scolopendre, la polide, etc.. ; les principes fructificateurs de ces plantes, sont contenus dans le duvet cotonneux qui garnit le dessous de leurs feuilles, au temps de la maturité.

Une preuve évidente des modifications qu'apportent à la nature des plantes les diverses époques de leur croissance, est, entre autres, que l'*apocyn* qui est salubre en sa jeunesse devient vénéneux étant mûre, tandis que les jeunes pousses du *sureau* sont beaucoup plus purgatives que ses feuilles dans leur maturité. *Il faut donc connaître la nature des plantes aux diverses époques de leur formation.* Certains auteurs veulent que les semences se cueillent étant très mûres, bien nourries, pleines, odorantes et fortes en saveur (quand cela est dans leur nature). D'autres disent que les semences se doivent cueillir avant que d'être trop mûres, de façon que leur principe vital, qui est une humidité mercurielle, ne se soit pas encore dissipée. Il est certain que l'odeur et la saveur des semences est un indice de leur perfection, mais pour celles qui sont inodores et sans goût, il est plus difficile de saisir le temps de cette perfection et Léfébure dit à ce sujet qu'il les faut prendre avant que l'essence humide et mercurielle qui est leur principe vital, se soit desséché. La récolte des racines se doit faire lorsque les tiges sont passées, sèches ou fanées, ce qui généralement, a lieu à l'automne ou au printemps. Mais les auteurs sont en désaccord sur le choix de l'une ou de l'autre de ces saisons. Dioscoride, Avicenne et Gallien, indiquent le début de l'hiver comme le meilleur temps, c'est à dire, quand les feuilles commencent à tomber, car, disent-ils, quand la plante se dessèche, la sève retombe dans les racines qui restent vivantes dans la terre et sont de nouveau prêtes à végéter, comme cela apparaît pour les plantes grasses ou bulbeuses. Mais Malpighi et d'autres prétendent que l'engourdissement hivernal des végétaux n'est qu'apparent et qu'ils continuent à végéter en terre ; ils veulent qu'on choisisse le temps où les paquets de feuilles commencent à sortir de terre parce que le froid hivernal ayant retenu la sève que les racines ont secrétée à l'automne, cette sève se développe au printemps et donne une vigueur nouvelle aux racines. Au printemps, les racines sont pleines, charnues et succulentes, tandis qu'à l'automne, elles sont épuisées par le suc qu'elles ont fourni à la plante pendant l'été, et elles sont dures et ligneuses ; mais ils en exceptent les racines bulbeuses qui sont bonnes en toute saison.

On voit que la question n'est pas aisée à résoudre. Quelques praticiens experts veulent qu'on prenne les racines d'automne quand il s'agit de les conserver et dessécher, car celles de printemps abondent en principes aqueux insipides et sans vertu.

Boerhaave dit qu'au printemps, les racines sont au début de leur croissance, sans force ni vigueur, et que leurs sucs sont aqueux et immurs, sans principes salins, résineux et essentiels ; de plus leur excès d'eau les rend susceptibles de fermentation, lorsqu'on les met à sécher. Ceci prouve, comme dit Baumé, que la *succulence* n'est pas nécessaire au choix des racines et nous partageons plutôt cette opinion (1).

Certains auteurs veulent que les plantes soient cueillies un peu après le lever du soleil, de façon que l'eau de rosée dont elles sont imprégnées, se soit évaporée. Mais Paracelse et toute son école, disent que le meilleur moment est un peu avant le lever du soleil, à l'instant où les plantes sont saturées de l'Esprit universel et de l'eau salutaire de rosée, qui éveille et exalte leur vertu. Paracelse nomme ce temps *Balsamiticum tempus*. Quoi qu'il en soit, nous conseillerons d'adopter la première opinion *seulement en ce qui concerne les plantes feuillues, tendres et aqueuses* comme la laitue, la romaine, la mâche, la chicorée et toutes les salades en général. Dans tous les cas, il faut qu'au moment de la cueillette, *le temps soit clair et serein.*

SOUS QUELLES INFLUENCES ASTRALES IL FAUT CUEILLIR LES PLANTES MÉDICINALES

La lune a une grande influence sur les plantes, comme aussi sur les humeurs du corps humain ; il est donc nécessaire de connaître la nature de ses influences, parallèlement à celles du Soleil, au moment de la cueillette des plantes.

La position la plus favorable est quand la Lune est ascendante et trois jours avant qu'elle ne soit pleine. Il faut éviter la récolte quand la Lune descend ou quand elle est conjointe, opposée ou

(1) Porta veut qu'en général, on arrache les racines en automne, les fleurs au printemps, et les feuilles en été ; toujours par un temps clair et serein.

en carré au Soleil (1). Son sextile et son trigone au Soleil sont des aspects favorables.

Certains auteurs recommandent de cueillir la plante quand la planète qui la domine est en bon aspect du Soleil et de la Lune. D'autres veulent que la planète ou l'un des signes correspondant à la plante soit à l'Ascendant ou au méridien supérieur. D'autres encore veulent que Jupiter ou Vénus soit en bon aspect de la planète qui domine sur la plante, ou se trouve en l'un des signes de la plante. Il est bon aussi que l'une des planètes dominant sur la plante se trouve en l'un des signes correspondant à cette plante, si toutefois ils ne sont pas dissonnants.

Tout cela semble complexe, mais nous croyons qu'il faut tout d'abord se préoccuper de la Lune et de son aspect au Soleil ; ensuite, si l'on peut réunir d'autres influences favorables, il faudra tenter de le faire ; mais jamais il ne faut opérer quand les luminaires sont mal aspectés entre eux ou reçoivent de mauvais rayons de Mars, de Saturne, et peut-être aussi de Neptune et d'Uranus. Avec un peu de discernement, il sera facile de fixer le temps favorable à la cueillette des plantes, puisqu'on le peut déterminer longtemps à l'avance, à l'aide des Éphémérides.

EN QUELS TEMPS ET SOUS QUELLES INFLUENCES ON DOIT ADMINISTRER LES REMÈDES AU MALADE

1° Il faut que les luminaires soient en bon aspect entre eux ou à Jupiter et Vénus, et qu'ils ne soient blessés des mauvais rayons de Mars et de Saturne ;

2° Que la pointe de l'Ascendant de la naissance du malade ne soit blessées des infortunes.

3° Que les luminaires ne soient point en les maisons VIII, VI et XII du thème du malade.

On doit aussi tenir compte du tempérament du malade dans l'administration des remèdes, car s'il est sanguin, il faut donner

(1) La quadrature ascendante (1er quartier) étant de nature générante (Humide et chaude) n'a pas le caractère maléfique de la quadrature descendante (dernier quartier), qui est sèche et froide.

le remède au lever du Soleil ; s'il est bilieux, à l'heure de midi ; s'il est lymphatique, à l'heure de minuit ; et s'il est mélancolique, à l'heure de coucher du Soleil (1). Certains veulent aussi que le signe correspondant à la partie malade se trouve à l'Ascendant ou au M.C.

D'autres veulent que la planète la plus bénéficique du thème du malade soit en bon aspect de l'un des luminaires. La Lune en trigone au Soleil ou à Jupiter, est toujours favorable, si elle n'est blessée d'autre part.

Si l'on n'a pu dresser le thème du sujet traité, il faut se contenter d'observer la règle n° 1.

CORRESPONDANCES ASTRALES DES PLANTES MÉDICINALES

Les simples et les mixtes de la Création participent tous des natures combinées en diverses proportions du Soleil, de la Lune et des planètes. Mais l'influence des astres sur les plantes n'est jamais isolée, car leur influx agit de concert et d'une façon permanente ; seulement, la nature et la puissance de leur radiation varie selon leurs divers aspects et positions. De cela, on peut déduire que la nature particulière d'une plante est rarement analogue à celle d'une seule planète et qu'elle participe de la nature de toutes les planètes réunies, mais en diverses proportions (2).

Il y a plusieurs modes de correspondances ; certains s'établissent sur des analogies de caractère et de constitution, telles que : la forme, l'aspect, la croissance, la substance, la couleur, l'odeur, la saveur ; d'autres se fondent sur l'analogie qui existe entre l'esprit ou l'âme de la plante et la nature intime de la planète. Le premier mode tient à la nature générante des astres et le second à leur action sur le corps humain. Dans le cas qui nous intéresse, nous adopterons le second mode de correspondances, qui, d'ailleurs, est souvent en harmonie avec le premier.

(1) Si le tempérament est intermédiaire, il faut donner le remède à l'heure qui tient le milieu entre les deux positions conjointes.

(2) Voir *Essai synthétique sur la médecine astrologique* du même auteur.

Cette classification est divisée en autant de groupes qu'il y a de planètes, Soleil et Lune y compris. Les signes planétaires et zodiacaux ajoutés au nom des plantes représentant les influences de nature secondaire, par lesquelles on peut distinguer la nature particulière à chaque plante appartenant à un groupe planétaire.

Les quintessences de ces plantes se doivent ordonner et administrer après l'examen comparé et approfondi du malade d'abord, et de son thème natal, ensuite. — Quand le médecin aura acquis la connaissance de la nature intime du mal, il consultera les correspondances analogiques des planètes avec les fonctions organiques du corps humain — pages 80 à 90 — et ainsi il pourra déterminer la nature planétaire de la maladie pour pouvoir choisir une plante de même nature astrale. La quintessence de cette plante administrée, détruira le mal par son semblable, selon l'axiome « Similia-similibus-curantur. »

Correspondances des plantes avec les planètes et les signes zodiacaux

Plantes dominées par le Soleil

Angélique ♀-♌ ♋ ♐. — Arnica ♂ ♄-♌-♈-♒.
Camomille ☿ ♀-♌-♊ ♉-♋. — Chélidoine ♂ ♄-♌ ♈-♋.
Canelle ♀ ♃-♋-♍-♎. — Euphaise ☾ ♂-♌-♋-♏.
Hysope ♃-♈-♎ ♐. — Menthe poivrée ♂ ♀-♍-♎-♏.
Mourron rouge ☿-♍. — Muscade ♂ ♃-♊-♐-♌.
Renouée ♃-♊-♐. — Romarin ♃-♊ ♎-♓.
Sauge ♂-♃-♈ ♍-♐. — Spigélia ☿-♌ ♈-♊.
Thym ☿-♊-♋-♍. — Véronique ♂ ☿-♈-♌-♍.

Plantes dominées par la Lune

Actéa racémosa ☿-♏-♑. — Anacardium orientalis ♂-♋-♈.
Ciguë d'eau ♀-♑-♓. — Cistis canadensis ♀ ♄-♉ ♑.
Concombre ♓ ♋. — Coloquinte ♂ ♀-♏-♎.
Cactus ♀ ♂-♏ ♎-♋. — Coquelicot ☿-♉-♊.
Cresson ♃-♉-♋-♍. — Croton tiglium ♂-♑-♏.
Dulcamara ♄ ♀-♑-♉-♏. — Equisetum ♄-♑ ♓.
Grande ciguë ♄-♋ ♏-♒. — Ipéca ☉-♉ ♋.
Iris ♂-♓-♈. — Jalap ♋-♍-♏. — Persil ♂-♓-♈.

Petite ciguë, faux persil ☿-♓-♍. — Ratanhia ♀-♓-♏-♉.
Rhubarbe ♄-♋ ♑. — Rumex crispus ♀-♉-♒-♊.
Rhus toxicodendron ♄ ☉-♈-♑-→.

Plantes dominées par Saturne

Aconit napel ♂ ☉-☿-♌-♈-♍-♒.
Assa-fœtida ♀ ♂-♑-♎-♏. — Belladone ☿-♎-♍-♋-♑.
Chanvre indien ♀ ☿-♉-♊-♒.
Ellébore noire ☿ ☾-♎-♑-♏.
Renoncule ☿-☉-♌- ♒ ♍. — Salsepareille ♀ ♃-♉ ♊ ♒.
Saponaire ♀ ♎-♑.

Plantes dominées par Jupiter

Aigremoine ☿-♉-♍. — Ammoniacifera (férule) ♄-♌-♍.
Bourrache ♀-♈-♌-→. — Bouleau ☿-♍-♏-♎.
Cèdre ☉ ♄-♌-♒-♊. — Centaurée ☉-♌-♏-♎.
Cerfeuil ☿-♊--♉ →. — Endive ☾-♉-♋-♓.
Eucalyptus ♊-♌--→. — Jusquiame ♄-♋-♒-→.
Laurier ☉-♈ ♌. → — Mélisse ☉-♌-♋-♍.
Sabine ♀ ☿-→ ♍ ♎. — Sicille maritime -♓-☾♋.
Tilleul ☾-♊ ♉-→. — Trillium pendulum ♀-♊-♉-♓.

Plantes dominées par Mars

Ail ♀-♈-♎. — Aloès ♀ ♄-♑-♏-♎.
Absinthe ☉-♈-♌-→. — Armoise ☉-♍-♎-♏.
Bryone ☿-♈-♊-♋-♌. — Clématite ☾-♈-♋.
Colchique ♄-♏-♑. — Chardon bénit ♃-♉-♊-♍
Digitale ☿ ☾-♈-♌-♋.
Eupatoire perfoliatum ☾-♑-♉.
Eupatoire purpureum ♄-♑-♒. — Euphorbe ☾ ♄-♑-♏.
Gentiane -♋-♌-♍. — Hamamelis ♃-♈-♏-→.

Houblon ☿-♋-♍-♏. — Leptandra ☾-♏-♍-♌.
Noix vomique ♀-♏-♍-♌ — Quinquina ♄-♉-♏-→.
Seigle ergoté ♀ ☿-♍-♎-♏. — Staphygria ♀-♎-♏-♉.

Plantes dominées par Vénus

Agnus castus-♄-♏-♉-♍.
Benjoin (fleurs) ♃-♉. →. — berberis-♂-♉-♏.
Cyclamen-☉-♉-♌. — Guimauve-♉-♃-♋.
Hélonias dioica-♂-♑-♒-♈. — Jasmin-☉-♈-♍.
Pivoine ☉ ☾-♋-♋-♎. — Plantain-☿ ♂-♉ ♃-♏.
Phytolacca-☿ ♂-♈-♍. — Pulsatilla ☿ ♂-♈-♋-♃-♏.
Podaphyllum-♂ ☾-♎-♏-♑. — Rhododendron-♄-♎-♑ ♉.
Sénécio aureus-☿-♃ ♉. — Séné-♎ ♓. — Scrofulaire-♉-♋.
Verveine-☿-♃-♍.

Plantes dominées par Mercure

Agaric-☾-♂-♍-♉-♈. — Anis étoilé-♉-♋ ♏.
Aurone-♀-♍-♎. — Avoine-♀-♋. — Badiane ☉-♍.
Bardane-♀-☿ ♎ ♏. — Capillaire-♂-♈-♋. — Café-♀-♍-♈.
Drosera-☾ ♂-♃-♋. — Ellebore blanc-☾ ♂-♈-♉-♋.
Fève de calabar-☾ ♂ ♍-♏. — Fenouil--♑-♉-→.
Gelsénium-♄-♃-♍-♎. — Ignatia-♄-♂-♃-♈-♍-♏.
Lycopode-☾ ☉-♈-♓-♋-♏. — Liseron-♀-♃-♒.
Marjolaine sauvage-☉ →. — Mercuriale-♃-♍-♒.
Millepertuis-☉ ☾-♋-♑-♍. — Muguet-♀-♃. →.
Pariétaire-♄- -♒. — Primule-♀-♈. — Pulmonaire♉-♋-→.
Rue-♀ ♄-♒ ♍-♎. — Sanginaire-♀ ☉ ♒ ♓.
Sambucus-☾-♃ ♋ →. — Sariette-☉ ♀-♓ ♏.
Scabieuse-♀. — Trèfle-♀-♓. — Thé vert-♉-♃ → ♍.
Valériane-♃-♈-♒.

Nota. — A ces correspondances nous ajouterons quelques observations. Plusieurs auteurs homéopathes modernes, ordonnent les médicaments suivants, dans les maladies nées des quatre humeurs ou tempéments :

Tempérament sanguin : Aconit-napel, arnica, agaric, belladone, bryone, ellebore blanc, noix-vomique et pulsatille.

Tempérament bilieux : Bryone, ellebore noire, chélidoine, lycopode, leptandra, sanguinaire, quinquina.

Tempérament lymphatique : assa-fœtida, belladone, ciguë-connium, ipéca, pulsatilla.

Tempérament mélancolique : aconit napel, camomille, café, coque du levant, ciguë, gelsénium, igniatia, spigélia, lilium, ellébore blanc.

Nous laissons à ces auteurs la responsabilité de ce traitement général.

Paracelse prétend que toutes les plantes ne sont pas propres à donner une vraie quintessence, et, entre toutes, il en distingue surtout deux, comme les types les plus parfaits et dont la quintessence est la plus riche en vertus ; ce sont la CHÉLIDOINE et la MÉLISSE.

Cependant, dit-il, *d'autres plantes approchent de la nature de ces deux échantillons, telles sont : la grande scrofulaire et la petite centaurée parmi les vulnéraires, la pyrola, la grande consoude, la verge d'or, le millepertuis, l'absinthe, et presque tous les alexitaires, comme le scordium, la gentiane, la rue, le persil, l'ache et beaucoup d'autres*. Nous pensons que, si les plantes ont plus ou moins de vertu, on peut toujours l'exalter par art spagyrique, et si dans un groupe végétal de même nature, il se trouve que quelques plantes sont plus estimées que d'autres pour leur excellence, il faut les employer de préférence, car toute guérison dépend de la valeur du jugement de celui qui traite la maladie.

NOTA : Voici quelques renseignements empruntés au médecin Claude DARIOT, 1589, en son traité de *La connaissance des maladies*.

La racine de pivoine arrachée quand la Lune est conjointe au Soleil, guérit l'épilepsie, étant pendue au cou du malade.

Le bois coupé en pleine lune se pourrit.

La purgation est à éviter quand la *Lune* est dans le *Capricorne* ou le *Taureau*.

Les vulnéraires destinés aux maux du ventre se doivent cueillir quand le signe de la *Vierge* est à l'ascendant.

En général, cueillir les herbes quand elles sont en fleurs et quand le signe présidant aux organes que guérissent les plantes, est à l'ascendant ou au M.C.

La mélisse est le modèle des plantes aromatiques cordiales, confortantes, et agit contre les humeurs humides et froides.

Elle tient du *Bélier* pour la tête, du *Lion* pour le cœur et du *Scorpion* pour la matrice ; les plantes suivantes imitent sa nature :

Fruits : genièvre, lierre, laurier.

Semences : anis, fenouil, badiane, cumin, persil.

Écorces : Orange, limon, citron, macis, canelle.

Condiments : muscade, girofle, grain de paradis, cardamone, poivre, cubèbe.

L'essence de *canelle*, avec eau d'armoise, de poliot royal ou d'hysoppe, est bonne pour les femmes en couches.

Le *girofle* est chaud et sec ; il est bon aux maux humides et froids qui affectent l'estomac, le cœur, la matrice, la rate et les maux de la mélancolie.

Le *macis* est bon à l'estomac ; le poivre, aux coliques pituitiques froides, et aux fièvres tierces et quartes ; l'anis, le fenouil, le cumin sont vermifuges et fortifiants, ils chassent la mélancolie.

Le *genièvre* est bon pour les reins et le calcul, et aussi pour la poitrine, l'hystérie, les convulsions, la paralysie, les nerfs, le cerveau et la vessie. Pour le cerveau : la sauge, le romarin et la lavande. Pour les menstrues de femmes : la sabine, l'armoise et le poliot royal.

Pour calmer toutes les douleurs, il faut broyer la semence, ou noix fraîche de l'Hieble, la mettre dans un grand vase, verser de l'eau dessus, dépassant de huit doigts. Faire bouillir en en retirant l'écume, pendant une heure. Mettre ensuite la matière en vase clos à chaleur très douce, l'huile montera et devra être séparée de l'eau. Rectifier cette huile par distillation avec quatre fois autant d'eau de fontaine, au bain de cendres.

On se sert de cette huile en applications, pour les douleurs.

De la détermination des heures auxquelles le Soleil et les signes du zodiaque passent aux quatre angles, dans le cours de l'année.

Voici un procédé très simple pour déterminer, pendant le cours de l'année, les heures du lever et du coucher du Soleil, ainsi que le passage des signes sur les quatre angles pour les pays de la France.

Tout d'abord, le Soleil se trouve toujours au méridien supérieur d'un lieu quelconque, à l'heure de midi, de même, il occupe le méridien inférieur de ce lieu, à minuit. Seule, l'heure du lever et du coucher varie peu à peu chaque jour ; mais à l'aide de la table annuelle, ces variations sont aisées à connaître. La place occupée par le Soleil dans le zodiaque, y est indiquée tous les dix jours, aux heures de son lever et de son coucher.

S'il s'agit de calculer la place du Soleil pour un jour situé entre deux indications, il suffit de faire avancer le Soleil, dans l'ordre des signes, d'un degré par jour en plus, à partir du degré de la dernière indication. Par exemple, si l'on veut connaître la place radicale, qu'occupera le Soleil au 5 avril, il faut partir de l'indication précédente qui est le 1er avril et où le Soleil se trouve au 10e degré du Bélier. Comme il y a cinq jours du 1er au 5 avril, il n'y a qu'à ajouter cinq degrés (un par jour) au 10e degré du Bélier, ce qui place le Soleil au 15e degré du Bélier pour le 5 avril.

Il en est de même pour les heures ; du 1er au 10 avril, l'heure a rétrogradé de 20 minutes (5 h. 40 à 5 h. 20) pour le lever. Le 5 avril se trouvant entre le 1er et le 10 avril, il faut prendre la moitié du temps rétrogradé, soit 10 minutes à retrancher de 5 h. 40 = 5 h. 30 pour le lever du Soleil le 5 avril. Agir de même pour l'heure du coucher (6 h. 35).

Pour connaître l'heure à laquelle passe un signe du zodiaque sur l'un des quatre angles, le procédé est facile ; il faut prendre sur la table le degré zodiacal du Soleil pour le jour choisi ; ce degré est invariable pour le même jour, ce qui veut dire que le Soleil sera au même degré à son lever, à midi, à son coucher et à minuit.

Connaissant donc le degré zodiacal du Soleil pour le jour en question, il faut prendre l'heure à laquelle le Soleil passe à l'angle choisi, et compter quinze degrés par heure à partir du degré du Soleil, car le zodiaque semble parcourir le ciel de l'Est à l'Ouest à raison de 30 degrés (un signe entier) en deux heures de temps.

Si donc le Soleil se trouve à midi *(méridien supérieur)* au 10e degré du Taureau, une heure plus tard, passera au méridien supérieur, le 25e degré du même signe et, deux heures plus tard, ce sera le 10e degré du signe suivant *(les Gemeaux)* qui occupera le méridien supérieur.

Nota : le point de l'Horizon où le Soleil se lève se nomme Ascendant (AS.). *Orient.*

Le point perpendiculaire au plan de l'Horizon où le Soleil se trouve à midi se nomme le méridien supérieur, ou milieu du ciel (MC.) *Sud.*

Le point de l'Horizon où le Soleil se couche, se nomme le Descendant (OCt) *Occident.*

Le point opposé au méridien supérieur, que le soleil occupe à minuit, se nomme le méridien inférieur ou fond du ciel (F.C.) *Nord.*

TABLE ANNUELLE

des heures du lever et du coucher du Soleil

SIGNES DEGRÉS	ÉPOQUE	LEVER	coucher	SIGNES DEGRÉS	ÉPOQUE	LEVER	coucher
♈ 0°	20 Mars	6h	6h15	♎ 0°	22 Septembre	5h50	6h
10°	1er Avril	5 40	6 30	10°	1er Octobre	6	5 40
20°	10 —	5 20	6 40	20°	11 —	6 15	5 20
♉ 0°	20 —	5	7	♏ 0°	23 —	6 30	5
10°	1er Mai	4 40	7 15	10°	1er Novembre	6 50	4 40
20°	10 —	4 30	7 30	20°	11 —	7	4 30
)(0°	21 —	4 15	7 40	♐ 0°	22 —	7 20	4 15
10°	1er Juin	4	7 50	10°	1er Décembre	7 30	4
20°	10 —	4	8	20°	10 —	7 40	4
♋ 0°	21 —	4	8	♑ 0°	21 —	7 50	4
10°	1er Juillet	4	8	10°	1er Janvier	8	4 10
20°	11 —	4 10	8	20°	10 —	7 50	4 20
♌ 0°	22 —	4 20	7 50	♒ 0°	20 —	7 40	4 30
10°	1er Août	4 35	7 30	10°	1er Février	7 30	4 50
20°	11 —	4 50	7 20	20°	9 —	7 20	5 10
♍ 0°	23 —	5	7	)(0°	18 —	7	5 20
10°	1er Septembre	5 20	6 40	10°	1er Mars	6 40	5 40
20°	11 —	5 30	6 20	20°	10 —	6 30	6

Théorie de la médecine astrale selon les quatre tempéraments humoraux

L'être naissant reçoit de ses parents un leg moral et physique dont l'origine indéterminée remonte aux temps lointains où ses premiers ancêtres s'accouplèrent. Le né est donc une réalisation déterminée des influences antérieures que lui transmettent ses parents au moment précis de la naissance.

Les influences astrales enregistrées par le thème natal sont donc une fixation de l'influx planétaire du moment et du lieu de la naissance, contenant à l'état latent les potentialités astrales vers lesquelles le né sera sollicité dans le cours de sa vie et auxquelles il n'obéira qu'autant que sa nature atavique initiale sera plus ou moins en concordance avec les influences enregistrées par le thème natal.

Ceci explique radicalement pourquoi plusieurs sujets nés au même lieu et en même temps ont des destinées très différentes.

La prédiction se borne donc à la détermination de la nature des influences futures révélées par le thème, ainsi que de leurs périodes de manifestation, mais elle ne peut préjuger de leur valeur effective sur le né. On ne pourrait émettre un jugement rationnel qu'en comparant la nature initiale du né, avec celle des influences astrales, duquel rapprochement l'on pourrait déduire de la destinée ; mais cela n'est possible qu'aux Mages.

Devant cette incertitude, le médecin consciencieux doit acquérir la connaissance parfaite du caractère extérieur et de la nature intérieure qui déterminent chaque tempérament. Ayant cette connaissance, il devra comparer le tempérament actuel, avec celui indiqué par le thème, et s'ils diffèrent, il faudra par le moyen des *directions*, calculer l'époque à laquelle ces deux tempéraments seront identiques. Cette époque, qui généralement arrive entre quinze et trente ans « quand les deux tempéraments ne sont pas semblables dès la naissance », est celle où les astres influent le plus puissamment sur le sujet. En mode normal, le tempérament est d'abord *lymphatique* dès l'enfance ; il devient *sanguin* à l'âge adulte ; *bilieux* à l'âge mûr et *mélancolique* dans la vieillesse.

L'enfance va de 0 à 15 ans, l'âge adulte de 15 à 30 ans, l'âge mûr de 30 à 50 ans et la vieillesse commence à 50 ans. Il est bien entendu que ces chiffres sont généraux. Si donc le tempérament évolue normalement, on peut, après examen du sujet et selon son âge, préjuger du moment où son tempérament concordera avec celui indiqué par le thème natal.

Quand le médecin est fixé sur la nature humorale du sujet, et sur son orientation évolutive, il doit prescrire un régime alimentaire végétal de nature élémentaire opposée à celle des quatre humeurs qui tend à dominer dans le tempérament du sujet. Ce traitement procède de la médecine allopathique selon l'aphorisme *contraria contrariis curantur*, c'est à dire qui rétablit l'équilibre humoral par l'ingestion d'une nourriture de nature élémentaire *contraire* à l'humeur dominante. Seulement, à l'inverse de la médecine moderne, cette médication n'est qu'un régime équilibrant qui ne doit intervenir qu'en mode anodin et auparavant que la période aiguë ne se soit déclarée.

L'erreur de l'Allopathie actuelle qui, d'ailleurs ne repose sur aucune base sérieuse, est d'intervenir pendant la période aiguë, au moment où la maladie est déclarée. Cela est d'autant plus dangereux que les remèdes modernes ne sont que des produits chimiques non évolués ou morts, qui sont en dissonnance manifeste avec la nature de notre organisme. Au contraire, le régime curato-préventif et équilibrant ordonné selon le *contraria contrariis*, est tout à fait harmonique avec la nature humaine et par son effet lent et évolutif, il garantit l'homme de toute maladie, en entretenant son tempérament dans un parfait équilibre et en vivifiant tout son organisme.

L'homme dont le tempérament est *sanguin* est à l'abri de toute maladie s'il entretient son équilibre humoral par un régime alimentaire végétal, de nature tempéré et qu'il ne se livre à aucun excès d'aucune sorte. De même par un régime approprié, on peut ramener l'équilibre dans tous les tempéraments. Les remèdes essentiels de la *Médecine astrale hermétique* n'interviennent que lorsque l'équilibre humoral étant rompu depuis longtemps, le corps est sous l'influence d'un mal qui se manifeste avec excès ou, autrement dit, quand la maladie atteint à une période de crise aiguë, que le régime alimentaire serait impuissant à combattre. Dans ce cas, le médecin doit étudier le mal, tant sur le sujet, qu'à l'aide du thème natal, afin d'en déterminer la nature planétaire. Ceci obtenu, il faut choisir judicieusement une *essence* ayant la même nature astrale que la maladie, et l'administrer au malade à dose très petite, ce qui d'ailleurs ne nuit nullement à la valeur effective du remède. Si cela est nécessaire, on ne doit pas hésiter à mélanger en diverses proportions plusieurs essences ensemble. Parfois, une quintessence absorbée en quantité infinitésimale produit des effets salutaires. Pour l'administration de ces essences, il convient d'user de divers véhicules. Pour les essences chaudes, il faut employer des vieux vins sucrés d'Espagne ou du midi. Pour les essences tempérées, les vins blancs tout nouveaux sont bons. L'eau de pluie d'orage une fois distillée est un excellent véhicule pour la plupart des essences. L'eau saturée d'acide carbonique, eau de Seltz, eau gazeuse, eau de Vals, etc..., est également bonne. Un mélange d'eau-de-vie vieille avec du vin vieux ou de l'esprit d'eau de pluie est requis comme véhicule aux essences destinées aux maladies froides et humides. Ici le médecin doit agir avec discernement ; il doit surtout s'appliquer à l'étude des moyens d'investigation les plus subtils, et les plus propres à le renseigner sur le tempérament du malade et sur la nature du mal. C'est dans ce but que nous établirons les particularités physiques et morales relatives à chaque tempérament, de façon à orienter le médecin consciencieux dans ses études. Ultérieurement, nous exposerons plus clairement la doctrine médicale hermétique et développerons davantage la façon d'administrer les régimes et remèdes selon les différents cas.

Formation et nature des quatre tempéraments humoraux

Chacun des quatre tempéraments doit sa nature particulière à la prédominance dans l'organisme humain, de l'une des quatre humeurs principes. Ces humeurs sont des liquides constitutifs dont l'équilibre proportionnel engendre la santé. La proportion humorale du corps humain est relative aux influences astrales antérieures qui, par l'intermédiaire des parents, se fixent en la nature du né.

Le tempérament évolue avec l'âge par les influences astrales autant que par le régime, les habitudes, et en un mot, le genre de vie inhérent à l'individualité sociale de l'homme. Le principe constitutif initial légué par les parents évolue en mode constructif, générant et formateur, tandis que les influences astrales provoquent, sollicitent et modifient ; l'un est propulsif et les autres sont attractives. C'est de la combinaison de l'un et des autres que dépend la destinée.

Les quatres humeurs principes de l'organisme humain sont analogues aux quatre éléments créateurs.

L'*Air* — Humide et Chaud — de nature maturante, générante, nutritrive et équilibrante, engendre le *Sang*, humeur vitale, fécondante et harmonique.

Le *Feu* — Chaud et Sec — de nature violente, active, excessive, engendre la *Bile*, humeur irritante, comburante, fébrile.

L'*Eau* — Froid et Humide — de nature instable, passive,

réflexe, engendre la *Lymphe,* humeur aqueuse, froide, neutre, inerte.

La *Terre* — Sec et Froid — de nature rétentrice, concentrative, coagulatrice et réactive, engendre la *Mélancolie*, humeur lourde, noire, atonique et fixative.

Analogies morales et physiques relatives aux quatre tempéraments

---

Sanguin. — *Élément Air — Humide et chaud*

Mental — Harmonie, bon-sens, adresse, jugement, sociabilité, initiative, gaîté, enjouement, tendresse, altruisme, assimilation, amour des plaisirs, générosité.

Physique. — Chair ferme, muscles pleins, formes harmonieuses, peau tiède et souple ; teint rosé, clair, florissant ; pouls régulier, normal ; haleine fraîche, capillarité abondante, plutôt châtaine ; allure aisée, gracieuse ; digestion normale, saline-neutre ; fonctions organiques régulières ; tendance à l'embonpoint.

Origine du déséquilibre : Abus des plaisirs de la table et de la chair.

Résultante : pléthore, goutte, inflammations locales, ou anémie et ses conséquences.

Lymphatique. — *Élément Eau — Froid et humide*

Mental. — Passivité, indifférence, inconscience, incertitude, indécision, soumission, paresse, mollesse, timidité, versatilité, insouciance, instabilité.

Physique. — Chair flasque, muscles mous, formes arrondies, peau froide et humide ; teint pâle, blafard ; pouls faible, mou, lent ; capillarité moyenne, plutôt blonde ; taille courte, haleine mauvaise, allure timide, gauche, nonchalante ; salive et urine abondantes,digestion insipide, nauséeuse ; fonctions organiques faibles quant à l'estomac, au cervelet et à la nuque,

Origine du déséquilibre : négligeance du régime et de l'hygiène. Circulation froide et lente, apathie stomacale.

Résultante : anémie, scofule et ses conséquences.

Bilieux. — *Élément Feu — Chaud et sec*

Mental. — Spontanéité, violence, partialité, vanité, irritabilité, susceptibilité, fébrilité, activité, audace, présomption, courage, témérité, passion, enthousiasme, orgueil, irascibilité, générosité.

Physique. — Chair dure, muscles secs, saillants ; formes anguleuses, peau chaude et sèche, teint jaune, coloré ; pouls dur, violent, saccadé ; haleine fièvreuse, capillarité moyenne, plutôt brune ; allure rapide, fébrile, inégale ; digestion prompte, alcaline ; soif ardente, appétits soudains, impétueux.

Origine du désiquilibre: comburation organique excessive, vitalité fébrile, violence, colère.

Résultante : débordement bilieux, mal hépatique et rénal.

Mélancolique. — *Élément Terre — Sec et froid*

Mental. — Mélancolie, prudence, réserve, modestie, orgueil concentré, parcimonie, persistance, pondération, méditation, déduction, circonspection, hypocondrie, ascétisme, solitude.

Physique. — Chair sèche, muscle anémié, peau rugueuse, sèche ; teint gris, terne, terreux ; pouls petit, sec ; contact froid, dur ; haleine acide, capillarité rare, de couleur imprécise, terne ; allure timide, réservée, hésitante ; digestion acide, lente ; oreille dure, urine rare ; appétit capricieux, dégoûts soudains, mouvements fantasques, nerveux.

Cause du déséquilibre : Ralentissement circulatoire et nutritif, par excès de principes fixateurs, froids et rétenteurs.

Résultante : Urémie, hypocondrie, hystérie, troubles nerveux.

Nota. — Selon Arnault de Villeneuve, un tempérament bien équilibré comporte les proportions humorales suivantes :

Moitié moins de lymphe que de sang.

Moitié moins de bile que de lymphe.

Moitié moins de mélancolie que de bile.

NATURE DES ANORMALITÉS QUE PEUT ENGENDRER L'EXCÈS DE CHACUNE DES QUATRE HUMEURS DANS L'ORGANISME

Le **Sang** en proportion normale, constitue le tempérament le mieux équilibré. Mais le sanguin assimile plus que les autres par sa nature attractive ; de sorte que les excès de l'alimentation tant en nourriture qu'en boisson, amènent peu à peu la pléthore, dont les conséquences sont la goutte et l'apoplexie.

Les viandes et les vins surtout, sont néfastes au sanguin. Les abus vénériens provoquent une déperdition qui peut anémier le sanguin au point de le rendre lymphathique.

Ces excès peuvent faire naître des maux vénériens et pectoraux. Les inflammations locales sont coutumières au sanguin, dès qu'il commet un écart de régime.

La **Lymphe** en excès dans l'organisme y engendre des principes aqueux et froids qui atténuent la chaleur vitale, alourdissent la circulation, envahissent le tube digestif et forment par stagnation des amas de liquides incolores et passifs qui, par corruption, engendrent la scrofule.

Le système lymphatique est en rapport direct avec les fonctions dermoïdes, d'où la fréquence des affections cutanées chez le lymphatique ; de même les relations connexes du tissu dermoïde avec le tissu osseux, engendrent le plus souvent la nécrose scrofuleuse. L'excès de lymphe provoque une abondante formation de pus, et ceci a pour conséquence la naissance des affections scrofuleuses ou purulentes comme les ulcères, écrouelles, etc...

La **Bile** en excès dans l'organisme, y exalte la combustion vitale jusqu'à la fièvre. Sa nature ignée, violente et fébrile, irrite l'organisme de l'homme chez lequel les principes froids et humides sont insuffisants. La bile siège dans le foie et la vésicule biliaire ; elle active la digestion par la dissolution des matières grasses et albuminoïdes.

Cette humeur étant en excès peut, après son passage dans l'estomac ou elle a balayé les résidus excrémentiels et acides de la digestion, envahir la circulation, et intoxiquer l'organisme entier. L'ictère, les engorgements du foie, les douleurs hépatiques, les lésions, calculs, épanchements, cirrhoses, hypertrophies, et empoisonnements du sang, sont les maux généralement engendrés de la bile. La colère qui, chez le bilieux est prompte et violente, est pour lui une perpétuelle menace. Le système rénal n'est pas exempt des atteintes de la bile en excès.

La **Mélancolie** est celle des quatre humeur, qui est la moins vitale. Sa nature opposée à celle du sang, est atomique et fixative. C'est une humeur inerte et lourde, qui est le produit des résidus fonctionnels de l'organisme ; si ces résidus sont abondants, la mélancolie est en excès. Dans ce cas, la molécule albuminoïde subit, en milieu acide réducteur, un ralentissement dans la série des dédoublements fermentatifs, d'où, production de créatine, de corps uriques, et de leucomaïnes, qui engendre l'arthristisme.

La Mélancolie ralentit les fonctions éliminatoires, d'où production d'urée : *urémie.*

La nature réactive, rétentrice, coagulatrice et cristallisatrice de la mélancolie, ralentit la circulation et la nutrition, fixe les liquides et crée des obstructions par atrophie des fonctions d'assimilation.

Le caractère spécial de ces anormalités se traduit par des troubles nerveux que l'on peut classer ainsi :

Névroses de la connaissance: manie, vertige, délire, folie, démence, idée fixe, aphasie nerveuse, abolition de la volonté, épilepsie, catalepsie.

Névroses du sentiment : langueur, désespoir, hypocondrie, nostalgie, découragement, désirs insatiables, abattements et joie subite, dégoût de la vie, tendance au suicide.

Névroses de la sensation. — *Névroses de la vue* : amaurose, dyplopie, hémyopie, amblyopie, héméralopie, visions, hallucinations, hystérie.

Névroses de l'ouïe: sons imaginaires, bourdonnements, surdité nerveuse, intermittente ou permanente.

Névroses du goût et de l'odorat : goûts et odeurs imaginaires.

La mélancolie est donc l'origine des maladies nerveuses qui, par elles-mêmes, ne peuvent constituer un tempérament.

Des quatre tempéraments mixtes et de leurs particularités : il est évident que fort peu d'individus appartiennent à l'un des quatre tempéraments dans sa nature absolument pure.

La plupart des organismes comportent des proportions humorales très variables et c'est pourquoi il est nécessaire d'examiner les tempéraments mixtes dont la nature élémentaire double, est dominée par une qualité commune :

1° Le tempérament qui tient du *Feu* et de l'*Air*, est dominé par le *Chaud* qui est en le Sang et en la Bile. Il en résulte pour le sujet un fréquent besoin de se rafraîchir, de rechercher l'air vif, les courants d'air ; l'apoplexie le menace après chaque repas.

2° Le tempérament qui tient de l'*Air* et de l'*Eau* est dominé par l'*Humide* qui est en le Sang et la Lymphe. Ceci se traduit par un excès de transpiration, de salivation, d'urination ; les muqueuses et la peau sont humides.

Le sujet craint l'eau et la pluie.

3° Le tempérament qui tient de l'*Eau* et de la *Terre* est dominé par le Froid qui est en la *lymphe* et en la *Mélancolie ;* frissons, sensation de froid continuelle, amour des lieux chauds, horreur de l'hiver, chair de poule, claquement des dents.

4° Le tempérament qui tient de la *Terre* et du *Feu*, est dominé par le *Sec* qui est en la Mélancolie et en la Bile : soif ardente, peau sèche, amour de l'hydrothérapie, de l'eau ; recherche des lieux humides, articulations bruyantes, douloureuses, muqueuses desséchées, absence de synovie, rigidité musculaire.

Il est bien entendu que le caractère inhérent à chacun des

tempéraments *mixtes*, ne provient que de l'excès dans l'organisme de l'une des qualités élémentaires : CHAUD, HUMIDE, FROID et SEC. Néanmoins, les sujets qui sont dans l'un de ces cas ne sont pas exempts des maladies nées de l'excès des deux humeurs qui déterminent leur tempérament double.

Ainsi, l'homme ayant un tempérament mixte tenant à deux éléments conjoints, peut être atteint par les maladies correspondantes à ces deux éléments, mais ces maladies seront toujours dominées par la qualité élémentaire commune aux deux humeurs constituantes; qualité dont l'influence se doit révéler par les effets qui lui sont particuliers et que nous avons ci-dessus déclaré pour chacune d'elle.

Origine des maladies nerveuses

Les anciens n'ont pas parlé du *tempérament nerveux*, parce que ce tempérament n'existe pas originellement. Mais tout individu est susceptible d'éprouver des troubles nerveux par suite d'un déséquilibre humoral.

Le système nerveux humain dégage une radiation lumineuse que peut saisir la plaque sensible et que voient nettement les médiums endormis. Cette radiation n'est autre chose qu'un fluide vital, subtil et magnétique, appelé *influx nerveux*. Ce fluide vital est en rapport vibratoire direct avec l'*Esprit universel* qui, lui-même, est le principe vital du monde.

Or, cet esprit universel n'agit qu'en un milieu Humide et Chaud, de nature matûrante, générante et coctrice, dans lequel la vertu vivifiante dudit Esprit s'exalte.

Au contraire, le Sec et le Froid, principes atoniques, fixent cet Esprit et le neutralisent, sans toutefois le détruire.

Il arrive donc que, quand le tempérament humain est de nature *Sèche et froide*, le fluide vital ou l'influx-nerveux, ne se peut plus nourrir de l'Esprit universel qui est neutralisé, et leur vibration analogique ne se produit plus qu'imparfaitement.

De là, naissent les troubles nerveux chez les tempéraments *mélancoliques*, dont la nature Sèche et froide est défavorable à la réception du spiritus-mundi.

Cependant, ces troubles peuvent naître aussi chez le *lymphatique* par excès de *Froid*, et chez le *bilieux*, par excès de *Sec*; tandis qu'ils n'atteignent jamais le *Sanguin*, dont la nature humide et chaude est propice à l'entrée de l'Esprit universel ; et ceci ne contribue pas peu à donner la preuve radicale de ce processus vibratoire.

Nous avons énoncé les maladies nerveuses nées de la *mélancolie*, voici celles que peut engendrer l'excès de la *lymphe* et de la *bile* dans l'organisme humain.

MALADIES NERVEUSES, NÉES DE LA LYMPHE

La *Lymphe* a une action spéciale sur les nerfs sensitifs, et d'intimes relations avec les fonctions digestives et circulatoires.

Les vaisseaux lymphatiques affluent dans les tissus séreux et passifs, et parfois y déversent avec abondance des liquides froids qui s'accumulent et forment des centres de principes atoniques et réfrigérants qui, lentement, se déversent dans l'organisme et, ainsi, y créent des troubles profonds.

La lymphe influence l'estomac, le système nerveux ganglionnaire, le système dermoïde, la circulation sanguine et les nerfs sensitifs.

Voici les troubles nerveux qu'elle peut engendrer :

Névroses de l'alimentation : dyspepsie, vomissements nerveux, urinations et défécations nerveuses, hyperesthésies, anesthésies, paralysies de la vessie.

Névroses de la respiration : toux convulsives, hoquets nerveux, coqueluche.

Névroses de la circulation : migraines, névralgies, céphalalgies, paralysies locales, tremblement des membres, paralysie du cou, des pectoraux, de la région abdominale et lombaire.

Névroses de la génération : impuissance, nymphomanie, hystérisme.

Névroses de la transpiration : sueurs froides, sueurs nerveuses, chair de poule, frissons convulsifs, prurit cutané.

MALADIES NERVEUSES, NÉES DE LA BILE

L'estomac, le foie, les intestins et le cœur, ainsi que les régions nerveuses qui entourent ces organes, sont sous l'influence directe de la *bile*. De plus, cette humeur agit sur les nerfs vaso-moteurs.

Voici quelques affections nerveuses, nées de l'excès de la *bile* :

Névroses de l'alimentation : perte de l'appétit, appétit dépravé, boulimie, faim nerveuse, gastralgie.

Névroses de la circulation : Palpitations nerveuses du cœur, syncopes, étourdissements.

Névroses du mouvement (par un excès de fébrilité) : névralgie, sciatique, tétanos, chorée, crampes, fourmillements, contractures, hémiplégie, paraplégie, paralysie croisée.

Névroses de la génération : Satyriasis, priapisme.

Nota : Le pancréas, les reins, la vessie, ne sont pas exempts des atteintes de la bile.

DOCTRINE MÉDICALE HERMÉTIQUE APPLIQUÉE SELON L'APHORISME : *CONTRARIA CONTRARIIS CURANTUR*

L'aphorisme *contraria-contrariis*, ordonne de combattre le mal par son contraire ; mais, ainsi que nous l'avons déjà dit, cette médication ne peut être que préventive, car elle est destinée à conserver ou à rétablir l'équilibre humoral dans ses proportions normales. Ce traitement judicieusement appliqué, maintient le tempérament dans un parfait équilibre et prévient toute cause de maladie. Le tempérament idéal est le *sanguin*, et le traitement suivi doit toujours tendre à ramener le sujet vers ce tempérament.

Le meilleur moyen de conserver au corps humain une santé parfaite, consiste à appliquer cet aphorisme, par un régime alimentaire de qualités opposées à celles de l'humeur dominante du tempérament.

Le tempérament *sanguin*, qui est normal, se peut maintenir par un régime alimentaire végétal ni trop humide, ni trop chaud, ni trop salé ; il est seulement nécessaire que le sanguin soit sobre.

Le tempérament *bilieux* se doit tempérer par un régime alimentaire de nature *Froide* et *humide*, composé de végétaux légèrement acides.

Le tempérament lymphatique se doit tempérer par un régime alimentaire de nature *Chaude* et *Sèche*, composé de végétaux aromatiques et salés.

Le tempérament mélancolique se doit tempérer par un régime alimentaire de nature *Humide* et *Chaude*, composé de végétaux rafraîchissants, fortifiants et alcalins ou sucrés.

Nous avons établi dans l'*Essai synthétique* une table complète de l'analyse proportionnelle des qualités élémentaires des végétaux comestibles, qu'il est inutile de reproduire ici ; toutefois nous y suppléerons par d'utiles renseignements.

NATURE ÉLÉMENTAIRE DES PRINCIPAUX VÉGÉTAUX COMESTIBLES

Aliments très chauds et secs, aromates

Toutes les amandes sèches, le cacao, le sucre, la moutarde, le piment, poivre, muscade, girofle, pain d'épice.

Aliments chauds et secs

Toutes les céréales et tous les légumes farineux secs, fécule de pomme de terre, fécules et farines de manioc, de maïs, marrons, millet, ritz, sarrazin, fèves, etc... ; toutes les pâtes, macaroni, nouilles, semoule, tapioca, vermicelle, julienne sèche, oignons, ail, etc...

Aliments chauds et humides

Fruits secs, dattes, confitures, pommes frites, marmelades, marrons grillés, miel, pruneaux secs, pain bis, pain blanc.

Végétaux humides et tempérés

Artichaut, carotte, cèpe, céleri, cerfeuil, champignons, choucroute, choux de Bruxelles, choux-fleur, choux frisé, épinards, flageolets, fèves vertes, haricots frais et verts, oignons frais, oseille, poireaux, petits pois, pommes-de-terre, salsifis, truffes.

Fruits tempérés et humides

Amandes vertes, tous les fruits communs, l'ananas, la banane, le brugnon, le citron, la grenade, la mandarine, les marrons à l'eau, l'orange et, en somme, les fruits de nos climats.

Végétaux humides et froids

Les salades domestiques et les cucurbitacées, l'asperge, le pourpier, l'endive, l'aubergine, le cresson, le radis, la tomate, la betterave, et surtout le concombre.

Des boissons végétales

Les boissons occupent, dans le régime préventif, une place aussi importante que les aliments solides, car leur nature humide convient merveilleusement à la nature sèche de certains tempéraments.

Voici les boissons qui conviennent à chaque tempérament :

Sanguin : boissons tempérées ; vins nouveaux et légers, bouillons de légumes et de fruits tempérés et peu humides, comme : ail, cerfeuil, haricots verts, oignons frais, petits pois et surtout abricots, dattes et figues sèches, miel, pruneaux et raisins secs. Régime varié et sobre.

Lymphatique : boissons chaudes et sèches ; vins vieux ou d'Espagne, bouillons de légumes chauds et secs comme d'avoine, de seigle, froment, maïs, marrons, riz, sarrazin, orge, pois, haricots, lentilles et fève secs ; bouillons de pâtes à l'Italienne. Alcools vieux parfois, après le repas.

Bilieux : boissons Froides et Humides ; eaux minérales naturelles acides ; bouillons des salades communes, d'asperge, d'endive, de cresson, d'oseille, de melon, courge, citrouille et concombre.

Jus des fruits acides comme citron, orange, groseille, framboise, cerise, etc...

Mélancolique : boissons humides et chaudes ; vins mûrs, généreux, avec des eaux minérales alcalines.

Bouillons des végétaux humides et chauds comme artichaut,

carotte, céleri, cerfeuil, choucroute, choux frisé, choux de Bruxelles, choux-fleurs, épinards, flageolets, fèves vertes, haricots frais et verts, oignons frais, poireaux, salsifis, et surtout les eaux faites avec des fruits humides et chauds, comme des figues sèches, raisins et pruneaux secs; abricots, cerises, figues, fraises, framboises, grenades, pêches, pommes, poires, prunes et raisins frais. Éviter tous les végétaux acides (1).

Observation. — Outre la considération des qualités élémentaires, dans le régime préventif, le médecin judicieux devra tenir compte des substances secondaires que la chimie découvre dans les aliments, et dont de nombreux ouvrages ont donné l'analyse. Ainsi, les hydrocarbones qui constituent le principe reconstituant par excellence, conviennent surtout au *lymphatique* et au *mélancolique*. L'albumine, beaucoup moins nécessaire à l'organisme, qu'on ne l'a cru d'abord, est interdite au *lymphatique*. Les acides sont généralement nuisibles à l'estomac, et si le *bilieux* peut absorber utilement les acides anodins, par contre, ils seraient néfastes au *mélancolique*.

Les matières grasses sont lourdes, et seuls certains *bilieux* les peuvent supporter ; mais, en revanche, le sucre peut être dangereux aux bilieux, qui ont une tendance vers le diabète.

Les boissons excitantes comme le café, le thé, et les liqueurs sont d'un usage dangereux et ne doivent être employés que dans les cas rares, où le sujet doit fournir un excédent de travail momentané. Le *lymphatique* seul, peut à la rigueur, user de ces boissons, sobrement. Il faut boire fort peu en mangeant, mais on peut boire beaucoup et sans inconvénient, deux heures après le repas, et ceci surtout pour les tempéraments secs et chauds.

(1) La famille des *choux* est interdite si le sujet est arthritique ou herpétique.

Des médicaments allopathiques

La marche à suivre consiste donc à conserver l'équilibre humoral par un régime alimentaire approprié, et ceci est le plus sûr traitement, et celui qui est à la portée de tout le monde. Cependant, il se peut que, par négligence, l'équilibre humoral soit par trop détruit et que le régime seul soit impuissant à le rétablir. Dans ce cas, il faut avoir recours, *toujours en vertu du même aphorisme*, aux préparations des plantes données dans la première partie de cet ouvrage ; car, en ces médicaments, la vertu est plus exaltée et mûrie qu'en celle des végétaux non préparés, et leur effet est plus prompt et plus puissant qu'auparavant. Le traitement allopathique par ces remèdes est susceptible de ramener rapidement l'équilibre humoral à ses proportions normales. *(Préparations de Glaser).*

Quand un homme possède un tempérament bien équilibré, de nature sanguine, le meilleur traitement qu'il puisse suivre est un régime alimentaire végétal modéré, qui doit légèrement varier avec chaque saison, en adoptant la nature élémentaire opposée à celle de la saison en cours ; voilà le vrai chemin de la santé.

Nota. — Les natifs d'une région trouvent en leur pays d'origine les aliments les plus propres à leur nature, et les boissons qui leur conviennent le mieux. Cependant, lorsqu'il y a déséquilibre humoral, le sujet hâtera sa guérison en habitant de préférence un pays dont le climat sera d'une nature opposée à celle du tempérament dominant.

Voici, pour chaque tempérament, l'orientation des contrées opposées à leur nature par celle de leur climat :

Prédominance du *Sang* : Pays occidentaux, Secs et froids.
— de la *Lymphe* : Pays méridionaux, Chauds et secs.
— de la *Bile* : Pays septentrionaux, Froids et humides.
— de la *Mélancolie* : Pays orientaux, Humides et chauds.

Du régime saisonnier

Chacune des quatre saisons de l'année comporte une nature élémentaire ainsi que nous l'avons déjà dit. Le printemps est analogue à l'Air, humide et chaud; l'été est analogue au Feu, chaud et sec; l'Automne est analogue à la Terre, sèche et froide; l'Hiver est analogue à l'Eau, froid et humide. Le maximum de pureté de la nature élémentaire n'est pas au début des saisons, mais seulement en leur milieu. Ainsi, le printemps qui commence le 20 mars, n'est analogue à l'Air pur que le 5 mai, le Soleil étant au 15e degré du Taureau.

Voici un résumé de ces rapports (voir fig. p. 97).

Printemps : Air pur — 5 mai — Soleil, 15° du Taureau.

Été : Feu pur — 6 juillet — Soleil, 15° du Lion.

Automne : Terre pure — 6 novembre — Soleil, 15° du Scorpion.

Hiver : Eau pure — 5 — février Soleil, 15° du Verseau.

Quelque soit le régime suivi, il faut qu'au début de chaque saison ce régime se modifie légèrement pour acquérir progressivement la nature élémentaire *opposée* à celle de la saison en cours, quand elle atteint à son milieu; puis, cette nature contraire doit décroître jusqu'à la fin de la saison, et le régime redevenir normal, pour s'adapter ensuite à la saison suivante. Mais on peut ramener tout ceci à une formule très simple :

1° *Exalter le régime pendant la saison dont la nature élémentaire est analogue au tempérament; 2° atténuer le régime pendant la saison dont la nature est opposée à celle du tempérament.*

Du régime idéal

Nous avons dit que le disciple d'Hermès doit pratiquer la purification sur les plans spirituel, animique et physique à la fois. La purification physique requiert une alimentation exclusivement végétarienne. Ceux qui préconisent la nourriture animale se basent sur ce que notre mâchoire est garnie de canines ; nous leur répondront que le singe, dont les canines sont beaucoup plus développées que les nôtres, est exclusivement frugivore. De plus, l'*appendice* dont nous sommes pourvus, ne se trouve que chez les animaux végétariens.

Les partisans du carnivorisme citent encore des exemples pris chez les animaux carnassiers, sur l'araignée, etc... Ces exemples ne prouvent qu'une chose, c'est que ces animaux sont constitués pour se nourrir de la chair des autres animaux. Quant à l'homme il est d'origine végétarienne, et ne le fut-il pas, que celui qui veut s'élever au-dessus de la multitude des hommes vulgaires, ne doit pas chercher à imiter les animaux chez lesquels seul l'instinct domine ; mais, au contraire, il doit s'appliquer à tuer cet instinct impur et grossier qui annihile les facultés morales au profit d'un égoïsme vil et méprisable dont les racines sont dans la terre. La matière universelle évolue constamment vers la perfection, le pur se dégage de l'impur par la putréfaction qui tue le corps et libère l'esprit. La vie naît du chaos immonde et l'âme prend son essor de la matière vile et inerte, pour monter au ciel. Celui qui veut acquérir la notion du monde supérieur doit se dégager des liens de l'instinct matériel pour pouvoir mieux contempler les œuvres divines.

La nourriture animale est la cause de toutes les corruptions organiques, son usage incite l'homme vers ses penchants instinctifs et il est l'origine de la laideur et de la difformité des races (1).

La cruauté, la barbarie, la luxure, le crime, sont issus du carnivorisme.

Le vrai, le beau, le bien, naissent du végétarisme.

La triple purification individuelle est indispensable à l'évolution hermétique.

L'évolution hermétique confère à celui qui l'accomplit la notion animique des causes premières et secondes avec leurs effets analogiques sur tous les plans universels.

LA MÉDECINE HERMÉTIQUE APPLIQUÉE SELON L'APHORISME « *SIMILIA SIMILIBUS CURANTUR* »

L'aphorisme — *Similia similibus* — ordonne de combattre le mal par son semblable. C'est ici l'un des plus grands mystères de la nature et pourtant l'une de ses lois les plus normales. Il ne faut que connaître les correspondances et analogies qui lient les mondes supérieurs aux divers sujets de la création ; *(car Dieu a placé le remède en face le mal)*, pour appliquer judicieusement cette médecine.

Toutes les affections humaines prennent leur origine des influences astrales passées et présentes ; toute maladie est issue d'un déséquilibre humoral ; tout déséquilibre humoral comporte une nature élémentaire et toute nature élémentaire trouve son analogie dans le monde planétaire autant que dans les trois règnes naturels.

Toute corruption humorale résulte d'une dissonnance entre la nature initiale du né et la nature des influences planétaires.

Quand donc l'équilibre humoral est rompu ou altéré au point que le régime élémentaire ne le peut rétablir ou purifier, il faut

(1) L'absorption des fromages est la cause de la plupart des infections intestinales.

déterminer la nature astrale du mal et chercher son, ou ses analogies sur le monde terrestre.

Choisissez donc les plantes dont la nature planétaire soit analogue à celle de la maladie, cueillez-les en leur temps, tirez-en par art spagyrique une admirable quintessence et administrez-la au malade sous des influences favorables et dans le véhicule nécessaire. Vous obtiendrez une guérison rapide et durable, car les lois de l'Harmonie universelle veulent que les mixtes créés dans le Microcosme, absorbent et atténuent les vibrations du Macrocosme qui leurs sont analogues, et que leur mutuelle influence se neutralise par la loi équilibrante des complémentaires.

Nota: Consulter les tables de correspondances des plantes avec les planètes. Pages 48 et suivantes.

Des corruptions humorales et organiques

Le régime alimentaire animal est la cause principale de toutes les corruptions humorales et organiques, car la plupart des maladies infectieuses en furent engendrées. Toutefois, il est d'autres causes à certaines épidémies et contagions; ainsi le manque d'hygiène individuel ou des villes, est l'une de ces causes et ce n'est pas la moindre.

Les maladies vénériennes ont pris leur origine de la malpropreté dans les rapports sexuels. Mais tous ces maux, toutes ces corruptions, ont eus leurs premières racines créées par des causes plus hautes et plus lointaines, car, réellement, l'origine de toutes ces anormalités est issue des dissonnances produites entre les influences astrales et la nature initiale des hommes.

La guérison des maladies infectieuses les plus graves ne se peut aisément obtenir par les quintessences végétales, et il faut, dans ce cas, recourir aux quintessences minérales auxquelles nous consacrerons ultérieurement un ouvrage spécial.

Natures et analogies planétaires sur les plans physique et moral

---

Soleil ☉. — Centre actif, dynamique et calorique. Origine du double mouvement simultané, rectiligne et circulaire, propulsion et attraction.

Radiation électro-positive de nature violente, excessive, irritante, masculine.

Nature des fonctions : violence, fébrilité, diffusion, volatilisation, fécondation, animation, vivification, excitation, exaltation.

Analogie élémentaire: Feu, plus Chaud que Sec.

Tempérament : Bilieux, chaud.

Analogies mentales: Orgueil, expansion, générosité, noblesse, violence, autorité, enthousiasme, ambition, magnanimité, domination.

Analogies physiques : Cœur, artères, grand sympathique, nerfs vaso-moteurs, sens dextre, sens de la vue, régulateur général des fonctions organiques.

Lune ☾. — Centre passif de réflexion et de transmission, récepteur et modérateur de l'influx solaire.

Radiation magnéto-négative de nature atténuante, passive, neutre et féminine.

Nature des fonctions: Atténuation, modération, humection, formation, gestation, transmission, réflexion.

Analogie élémentaire: Eau, plus froide qu'humide.

Tempérament: Lymphatique froid.

Analogies mentales : Passivité, féminité, soumission, inconstance, docilité, versatilité, douceur, indifférence, imagination, instabilité, insouciance.

Analogies physiques : Système lymphatique, digestif et de la génération. Veine lymphatique, cervelet, tubercules quadrijumeaux, tissus séreux et passifs, estomac, mamelons, gorge, intestin, matrice, vessie, sens sénestre, sens du goût.

Saturne ♄. — Principe fixateur, atonique et structural.

Radiation magnéto-positive de nature lente, cencentrée, profonde, durable.

Nature des fonctions : Rétension, réaction, cencentration, coagulation, cristallisation, agglomération, rigidité, fixation.

Analogie élémentaire : Terre, plus froid que sec.

Tempérament : mélancolique, froid.

Analogies mentales : Concentration, pondération, réserve, déduction, prudence, égoïsme personnel, taciturnité, hyponcondrie, envie, parcimonie, persévérence.

Analogies physiques : Structure osseuse, cartilages, vertèbres, articulations, rate, vessie, jambes, pieds, dents, humeurs lourdes, mélancolie, maladies de langueur et chroniques, sens de la pesanteur.

Jupiter ♃. — Principe assimilateur, compensateur et équilibrant.

Radiation électro-positive de nature tempérante, générante, évolutive et maturante.

Nature des fonctions : modération, régularisation, maturation, évolution, assimilation, croissance, génération.

Analogie élémentaire : Air, plus chaud qu'humide.

Tempérament : Sanguin, équilibré, chaud.

Analogies mentales : Jugement, dignité, loyauté, ambition, orgueil, bienveillance, amour des honneurs et de la fortune, sens moral.

Analogies physiques : Sang, circulation artérielle, régulateur des fonctions d'assimilation (miotrophie, respiration, digestion) parenchyme pulmonaire, grand et petit pectoral, veine porte, sécretion séminale, diaphragme, muscles inter-costaux, sens de l'équilibre.

Mars ♂. — Principe actif de l'égoïsme.

Radiation électro-positive de nature irritante, virile, violente, fébrile, intermittente.

Nature des fonctions : action, activité, éréthisme, dessication, pénétration.

Analogie élémentaire : Feu, plus sec que chaud.

Tempérament : Bilieux, sec.

Analogies mentales : violence, irascibilité, tyrannie, passion, cruauté, courage, témérité, présomption, audace, jalousie, vanité, contradiction, susceptibilité.

Analogies physiques : Système musculaire et viril, foie, bile, fiel, verge, reins, capsules surrénales, maxillaire inférieure, quatrième ventricule, anus, sens du toucher.

Vénus ♀. — Principe de l'harmonie et de l'attraction.

Radiation magnéto-négative de nature attractive, harmonique, atténuante, homogène et douce.

Nature des fonctions: atténuation, modération, génération, amour, attraction.

Analogie élémentaire: Air, plus humide que chaud.

Tempérament: Lymphatico-sanguin ou sanguin froid.

Analogies mentales: Amour, sensualité, altruisme, volupté-sociabilité, susceptibilité, sensibilité, charme, joie, gaîté, intuition, compassion, charité, indulgence, sens artistique.

Analogues physiques : Principe féminin de la sensualité et de la génération, sexe interne, liquides véhiculaires utérins et vaginaux, ovaires, utérus, reins, testicules, seins, glandes mammaires, glande thyroïde, pharynx, gorge, carnation, sens de l'odorat.

Mercure ☿. — Principe de la sensation, de la perception et du mouvement.

Radiation électro-magnétique de nature subtile, variable, pénétrante, mobile, spirituelle.

Nature des fonctions : subtiliation, accélération, transmission, perception, assimilation, spiritualisation.

Analogie élémentaire: Terre, plus sec que froid.

Tempérament: mélancolique sec.

Analogies mentales: subtilité, ingéniosité, initiative, adaptation, déduction, intuition, promptitude, raisonnement, diplomatie, habileté.

Analogies physiques: Système nerveux central, moëlle épinière, plexus solaire, nerfs sensitifs et moteurs, nerfs faciaux, larynx, grand et petit pectoral, innervation intestinale, encéphale, vésicule biliaire, sens de l'ouïe.

Uranus ♅. — Principe de désagrégation et de désincarnation.

Radiation: électro-magnétique de nature dissonnante, intermittente et anormale.

Nature élémentaire : froid et sec négativement.

Analogie physique : l'influx nerveux.

Neptune ♆. — Principe passif d'involution et de rétrogression.

Radiation magnéto-négative de nature subtile, immuable, étrange, trouble, absorbante, fatale.

Nature élémentaire : tempéré et humide négativement.

Analogie physique : le fluide médianimique.

Ces deux planètes sont dissonnantes sur le plan physique et harmoniques sur le plan spirituel.

INFLUENCE DES PLANÈTES SUR LES FONCTIONS ORGANIQUES DU CORPS HUMAIN

Soleil, vital, actif, dynamique, origine du double mouvement analogue au rythme cardiaque, « Systole et diastole ». Propage dans tout l'organisme le principe vital par l'intermédiaire du cœur, des nerfs vaso-moteurs et du grand sympathique.

Lune, centre récepteur passif et féminin de l'influx solaire qu'elle réfléchit et transmet en mode tempéré. Elle préside aux organes de la génération féminine qui sont de sa nature passive et réceptrice et régit les fonctions de la nutrition par son action sur les muqueuses stomacales et intestinales. La Lune est fécondée du Soleil dont elle nourrit et forme le germe par la gestation dans l'eau mère salée.

Saturne coagule le sel dissous pour former les os. Il solidifie les parties molles, fixe les liquides passifs et les détermine en leur spécification. Il tempère la nature violente et fébrile du Soleil et de Mars, et retient celles mobiles de la Lune et de Mercure, par sa qualité froide, sèche et rétentrice. Saturne donne du corps aux tissus, aux fibres, aux nerfs et ligaments, il modère la nature chaude et alcaline de la bile par son acidité froide. Il nourrit et consolide la structure osseuse.

Jupiter, est le compensateur de l'équilibre humoral, il préside à l'oxygénation et à la circulation du sang. Il nourrit les muscles et tonifie les tissus. Sa nature maturante et généreuse règle les fonctions d'assimilation et attéuue les dissonances nées des autres planètes.

Mars, par sa nature active et chaude, stimule l'influence froide et humide de la Lune et atonique de Saturne ; il actionne et fortifie les muscles et active la digestion par son action sur la bile. Sa nature virile provoque le désir vénérien et ainsi est cause de génération ; il stimule les fonctions éliminatoires, par son action sur les reins et compense les natures passives féminines de Lune et de Vénus.

Vénus harmonise les fonctions générales et particulièrement les organes de la génération. Elle atténue en partie les influences fébriles et violentes du Soleil et de Mars et combat l'hypocondrie de Saturne.

Elle incite à l'amour et à la génération par l'influence attractive qu'elle répand sur les créatures. C'est elle qui exalte la sensualité féminine.

Mercure régit les organes transmetteurs, percepteurs et moteurs. Il transforme la volonté de puissance en acte et informe le cerveau des sensations extérieures. Il commande et coordonne les relations du système nerveux, moteur et sensitif, avec la moëlle epinière et le cerveau. Il est le principe de l'innervation centrale.

La connaissance de ces analogies est indispensable à l'étude du thème natal.

Nota : Nous n'avons ici nullement l'intention de traiter de la partie théorique de l'Astrologie, car, sur ce sujet, on trouvera dans les excellents ouvrages de Julevno, d'Abel Haatan, de Paul Flambart, de Fomalhaut et de Bricaud, tout ce qui est nécessaire à la théorie et à la pratique de cet art.

On trouvera dans notre *Essai synthétique sur la médecine astrologique et spagyrique*, tout ce qui concerne la recherche des maladies dans le thème natal et nous ne parlerons ici que des choses que nous avons découvertes depuis la conception de cet ouvrage, et qui on trait à la partie hermétique et médicale de l'Astrologie seulement.

RÈGLES FONDAMENTALES RELATIVES A LA RECHERCHE DES MALADIES DANS LE THÈME NATAL

On trouvera dans l'*Essai synthétique* la mesure et la nature des aspects avec leurs orbes relatives à la radiation des planètes.

Il faut soigneusement relever les aspects des planètes et les étudier selon les lois suivantes car ils sont la cause principale du plus ou moins d'harmonie du thème natal.

La vibration des aspects harmoniques associe et unit les qualités élémentaires de même nature, de chaque planète, en un mode harmonique ; de plus, elle tempère les qualités de nature opposée.

La vibration des aspects dissonnants neutralise en partie les qualités élémentaires de même nature, tandis qu'elle exalte les qualités de nature opposée qui se heurtent violemment.

Les aspects variables agissent comme la conjonction avec moins de puissance.

La détermination des maladies se tire des aspects dissonnants dont sont atteints les significateurs vitaux.

Chaque planète comporte une nature intime et une nature élémentaire agissant, l'une et l'autre, sur tous les plans de la création.

Les modifications apportées à la nature intime des planètes viennent de leurs mutuels aspects et de leur place dans les signes et les maisons ; mais les variations apportées à leur nature élémentaire sont engendrées surtout par leurs aspects au Soleil et à la Lune, ainsi que nous le démontrerons par la suite.

Les significateurs vitaux sont le Soleil et la Lune, les planètes en lieux hylégiaques et surtout Jupiter et Vénus.

Les lieux hylégiaques sont ceux d'où l'influx planétaire a le plus d'action vitale sur le né, tandis que les lieux anérétes sont ceux d'où l'influx planétaire est anormal ou neutre.

La figure qui expose les valeurs vitales relatives aux quatre angles et aux douze maisons du thème se trouve page 103.

Cette figure ne donne que les coefficients de vitalité des lieux; mais, en outre, certains lieux ou maisons ont sur la vie une influence bonne ou mauvaise. Ainsi, les maisons I, X, XI, IX et VII sont les plus favorables à la vitalité, tandis que les maisons VIII, VI et XII sont toujours néfastes pour la vie du né. Les planètes en ces trois dernières maisons, et surtout Saturne et Mars y sont dangereuses pour la vie et davantage encore si elles blessent les significateurs vitaux ou hylegs.

D'une façon générale, voici quels sont les éléments du thème relatifs à chaque nature humorale.

Sang: Jupiter, Vénus, les signes d'Air et la pointe de l'Ascendant.

Bile : Soleil, Mars, les signes de Feu et le Milieu du ciel.

Lymphe : Lune, Vénus, les signes d'Eau et du Fond du ciel.

Mélancolie : Saturne, Mercure, les signes de Terre, et le point de l'Occident.

Les troubles nerveux se prennent des mauvais aspects que reçoit Mercure de Saturne et d'Uranus en signes de Terre et à l'Occident.

Les troubles cérébraux se prennent des aspects que reçoit Mercure de Neptune à proximité des angles et surtout dans le signe de tête.

La maison VI, les planètes l'occupant et son maître, sont les éléments les plus propices à la recherche des maladies. Par analogie la maison XII a un semblable caractère maléfique. Voir leurs rapports avec les planètes hylegs et celles situées en maison I.

DE L'ORIENTATION DU THÈME NATAL

Tous les astrologues qui ont pu opérer sur une certaine quantité de thèmes, ont reconnu que la correspondance traditionnelle du signe du Bélier avec la tête humaine, était fausse neuf fois sur dix. Cependant, aucun auteur n'a apporté la moindre lumière sur ce point obscure, et ce que nous en avons déjà dit dans l'*Essai synthétique*, n'est pas définitif.

Ce problème est d'autant plus difficile à résoudre que les bases fondamentales de l'Astrologie telles que nous les ont transmises les Arabes et leurs successeurs, sont évidemment fausses, du moins en partie.

Ainsi, la succession élémentaire des signes, telle que nous la donne la tradition, est impossible, et même contraire aux lois universelles.

Aucune loi naturelle ne se manifeste autrement que normalement et harmoniquement et c'est ainsi que dans l'œuvre de la création, il n'existe jamais de solution de continuité.

Selon la tradition, les signes se succèdent dans l'ordre élémentaire suivant :

Feu, Terre, Air, Eau, Feu.

Or, si le Feu est lié à la Terre par le Sec qui leur est commun, il n'existe aucun lien, ni aucune transition entre la Terre qui est *sèche* et *froide* et l'Air qui est *Humide* et *Chaud*. De même, si l'Air est uni à l'Eau par le Froid, il n'existe aucun lien ni transition entre l'Eau qui est *froide* et *humide* et le Feu qui est *chaud* et *sec*.

Il est donc, de ce fait, dans la succession élémentaire des signes, deux *solutions de continuité* absolument contraires aux lois universelles et qui se répètent chacune trois fois dans le zodiaque. Pour que la succession des signes fût normale, il la faudrait établir ainsi :

Air, Feu, Terre, Eau, Air ; selon l'ordre des saisons.

Nous nous proposons d'étudier cette question dans un ouvrage spécial.

Une autre preuve de la corruption de la tradition transmise, est dans la façon arbitraire dont les signes sont attribués comme domiciles aux planètes. Ainsi, pour ne citer qu'un exemple, le Soleil est bien à sa place au 15e degré du Lion, car cette époque est celle de la canicule (5 août), qui est de la nature du Feu pur.

Mais la Lune ayant le Cancer comme domicile, se trouve hors de sa nature *froide* et *humide* puisque le Cancer correspond au mois de juillet qui est *chaud* et *sec*. Le véritable lieu de la Lune est au 15e degré du Verseau (5 février) qui est l'époque de l'année la plus *froide* et *humide*.

De plus la Lune, principe complémentaire du Soleil, y serait en opposition de celui-ci, opposition analogue à leurs natures opposées dont l'équilibre est cause de la génération.

A ce point de vue, tout est à réviser et nous nous proposons de le faire un de ces jours.

Néanmoins, nous avons, à force de logique, trouvé un procédé rationnel de l'orientation du thème natal, en ce qui concerne la recherche du signe de tête.

La correspondance *Bélier-tête* est un point de départ réel, mais qui, comme toute synthèse, se doit développer selon les lois du binaire, du ternaire et du quaternaire.

Le binaire trouve son application dans l'opposition, car les éléments opposés sont complémentaires et l'équilibre naît des oppositions, desquelles s'engendre une nature mixte ou neutre.

C'est ainsi qu'en Astrologie, chaque maison est analogue à celle qui lui est opposée.

La maison I *individualité*, représente l'Unité qui trouve son complémentaire dans la maison VII dualité (l'épouse) qui lui est opposée, et ceci constitue le *Binaire*.

La correspondance *Bélier-tête,* constitue l'Unité.

La correspondance *Bélier-Balance*-tête, constitue le *Binaire*.

L'application du Binaire étant réalisée par le principe complémentaire de l'opposition, il reste à réaliser la pratique du Ternaire et du Quaternaire.

Le Ternaire est une réalisation de l'Unité sur les trois plans universels, par le mystère de la Trinité divine. L'application de la loi du Ternaire et du Quaternaire se trouve dans les quatre triplicités élémentaires des signes zodiacaux: Feu, Eau, Air, Terre, qui procèdent du Quaternaire.

Cette loi se reproduit analogiquement par la division des douze maisons solaires, en quatre trilogies, dont les quatre angles du thème sont les bases.

En voici la démonstration :

ANGLES	MAISONS
1re TRILOGIE basé sur l'As.	I. — Vie en soi. V. — Vie en les enfants. IX. — Vie en Dieu.
2me TRILOGIE basé sur l'OCt.	VII. — Liens par union. XI. — Liens d'amitié. III. — Liens par parenté.
3me TRILOGIE basé sur le M.G.	X. — Réalisation sociale. II. — Réalisation individuelle. VI. — Réalisation par les auxiliaires.
4me TRILOGIE basé sur le F.C.	IV. — Fin sociale. VIII. — Fin individuelle. XII. — Fin causale.

Cette loi analogique du Ternaire et du Quaternaire s'applique tout naturellement aux quatre triplicités élémentaires du zodiaque dont la triplicité de Feu est la première et la plus puissante. Son application est la suivante :

Ternaire : Bélier-Lion-Sagittaire : Tête.

Quaternaire : quatre angles : Tête.

Chacun des trois signes de Feu peut donc être le signe de tête dans un thème natal, et par le principe analogique des oppositions, chaque signe d'Air peut également être le signe de tête ; les signes d'Air étant opposés aux signes de Feu.

Chacun des *quatre angles* peut aussi indiquer la place occupée par le signe de tête.

Le signe de tête, dans un thème, sera donc celui des signes de Feu ou d'Air, qui sera placé sur l'un des quatre angles ou très proche de l'un de ces angles.

Pour savoir lequel des signes de Feu ou d'Air doit être le signe de tête par sa proximité d'un angle, il faut considérer le lieu du Soleil, qui signifie la place du Cœur, *par sa présence ou par son opposition.* Cela étant, il faut remonter de la place du cœur (*Soleil ou son opposition*) au signe de Feu ou d'Air occupé par l'angle qui représente la pointe de la maison correspondant à la tête. Voici un cadran donnant la succession des organes humains pour chaque maison, depuis l'Angle occupant le signe de tête.

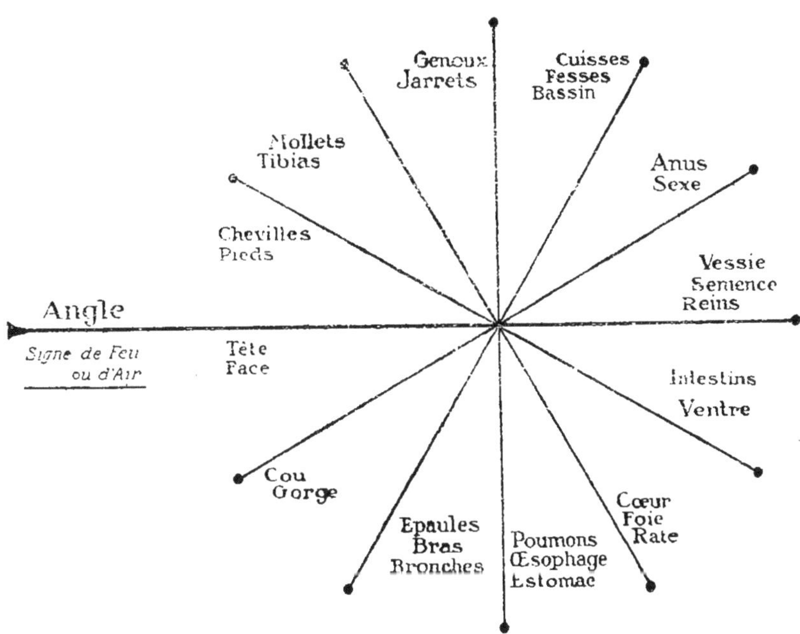

Une fois la maison de la tête déterminée par l'angle placé dans le signe de tête, la succession des organes se doit faire *selon l'étendue des maisons* et non pas selon celle des signes. Plus les maisons sont étendues, plus les organes qu'elles représentent sont ouverts aux influences astrales, bonnes ou mauvaises.

Il est donc entendu que la pointe de la maison correspondant à la tête, sera celui des angles qui touchera de plus près à l'un des signes de Feu ou d'Air, selon la position du Soleil.

Pour que ceci soit valable, il faut que la pointe de l'angle se trouve dans le signe déterminé ou tout au moins que cet angle tombe en les derniers degrés du signe précédent. Les signes de Feu sont précédés par ceux d'Eau et les signes d'Air sont précédés par ceux de Terre.

Mais si la pointe de l'angle tombait dans les trois derniers degrés du signe de Feu ou d'Air, celui-ci ne pourrait être le signe de tête et il faudrait chercher ailleurs. Il est des cas où la place du Soleil ou son opposition, correspondent au signe de tête et c'est pourquoi, malgré tout, il faut apporter beaucoup de jugement dans l'examen du thème. La position des planètes dans les maisons, peut aider à orienter le thème, si l'on considère les correspondances organiques des planètes et leurs aspects mutuels.

Voici les diverses successions organiques qui peuvent se produire dans tous les cas :

MAISONS POUVANT CORRESPONDRE A LA TÊTE : I. VII. X. IV

Diverses correspondances organiques avec les signes Zodiacaux

♈	♉	♊	♋	♌	♍	♎	♏	→	♑	♒	♓
Tête	cou	épaules	estomac	cœur	ventre	reins	sexe	cuisses	genoux	tibias	pieds
		Tête	cou	épaules	estomac	cœur	ventre	reins	sexe	cuisses	genoux
tibias	pieds			Tête	cou	épaules	estomac	cœur	ventre	reins	sexe
cuisses	genoux	tibias	pieds			Tête	cou	épaules	estomac	cœur	ventre
reins	sexe	cuisses	genoux	tibias	pieds			Tête	cou	épaules	estomac
cœur	ventre	reins	sexe	cuisses	genoux	tibias	pieds			Tête	cou
épaules	estomac	cœur	ventre	reins	sexe	cuisses	genoux	tibias	pieds		

Toutefois, il est entendu que ces correspondances sont subordonnées à l'étendue des maisons, car certaines d'entre elles englobent plus d'un signe à la fois et d'autres n'occupent que la moitié d'un signe.

SUCCESSION ORGANIQUE CORRESPONDANT AUX MAISONS, A PARTIR DU SIGNE DE TÊTE

Il est évident que les organes donnés dans le cadran des correspondances et dans le tableau de la succession organique, ne sont pas au complet, faute de place.

Voici donc une table de ces correspondances plus complète, la maison de la tête étant fictivement considérée comme étant la première.

MAISONS A PARTIR DU SIGNE DE TÊTE

1 La tête, la face et les organes.

2 Le cou, le gosier, la gorge, le larynx, le pharynx la voix, la trachée, les carotides, etc...

3 Les épaules, les bras, le haut des poumons, les bronches, les mains, etc...

4 La poitrine, les poumons, œsophage, estomac, parfois le foie et la rate.

5 Le cœur, artères, diaphragme, dos, flancs, foie, rate, parfois estomac et nerfs locaux.

6 Ventre, intestins, reins, parfois la rate.

7 Vessie, épine dorsale, reins, ombilie, le fémurs, vertèbres, uterus.

8 Sexe, vessie, anus, matrice, coxis, aines, bassin, fémurs, hanches.

9 Hanches, bassin, fémurs, cuisses, fesses.

10 Genoux, jarrets, mollets.

11 Jambes, tibias, mollets, chevilles.

12 Chevilles, pieds.

Théorie mécanique des vibrations astrales

De Soleil, centre potentiel actif du système planétaire, est l'origine des vibrations positives.

La Lune, centre réflexe passif du système terrestre, est l'origine des vibrations négatives.

Les vibrations du Soleil sont altérées dans leur nature par son parcours autour du Zodiaque *(les quatre saisons)* et par sa position autour de la Terre *(les quatre angles)*.

Les vibrations de la Lune sont modifiées dans leur nature par sa situation relativement au Soleil et aux quatre angles.

L'influx de ces deux astres se mélange en diverses proportions et se transmue en différents modes vibratoires, de nature plus ou moins propice à la génération.

Leur double influx est la cause principale des modifications que subit la nature élémentaire des autres planètes car leur radiation étant altérée dans sa nature par les *saisons* et par les *angles, contient virtuellement cette double influence en elle-même et la transmet aux planètes.*

L'influence vitale des Luminaires sur le monde terrestre, est plus puissante que celle de toutes les planètes réunies.

La nature initiale des planètes est modifiée par l'influx des luminaires, sans cependant être détruite.

L'entrée du Soleil dans les quatre signes cardinaux marque le début de chaque saison.

Chacune de ces saisons est de la nature de l'un des quatre éléments. Mais les saisons ne sont pures dans leur nature élémentaire qu'en leur milieu. Ainsi l'Été n'atteint à la pure nature du

Feu que quand le Soleil arrive au 15ᵉ degré du Lion, car c'est alors l'époque la plus chaude de l'année et le centre caniculaire. De même, l'Hiver n'atteint à la pure nature de l'Eau, que lorsque le Soleil se trouve au 15ᵉ degré du verseau (opposé au Lion), car cette époque est la plus froide et humide de l'année.

En résumé, voici les correspondances annuelles et zodiacales de la nature élémentaire de chaque saison.

Printemps : 20 mars, entrée du Soleil dans le Bélier. Nature de l'Air pur (Humide et Chaud), le 5 mai, le Soleil étant au 15ᵉ degré du Taureau.

Été : 21 juin, entrée du Soleil dans le Cancer. Nature du Feu pur (Chaud et Sec), le 6 août, le Soleil étant situé au 15ᵉ degré du Lion.

Automne : 22 septembre, entrée du Soleil dans la Balance. Nature de la Terre pure (Sec et Froid), le 6 novembre, le Soleil étant au 15ᵉ degré du Scorpion.

Hiver: 21 décembre, entrée du Soleil dans le Capricorne. Nature de l'Eau pure (Froid et Humide), le 5 février le Soleil étant au 15ᵉ degré du Verseau.

Nota : Ces dates et degrés peuvent varier légèrement en certaines années, mais nous en donnons une juste moyenne.

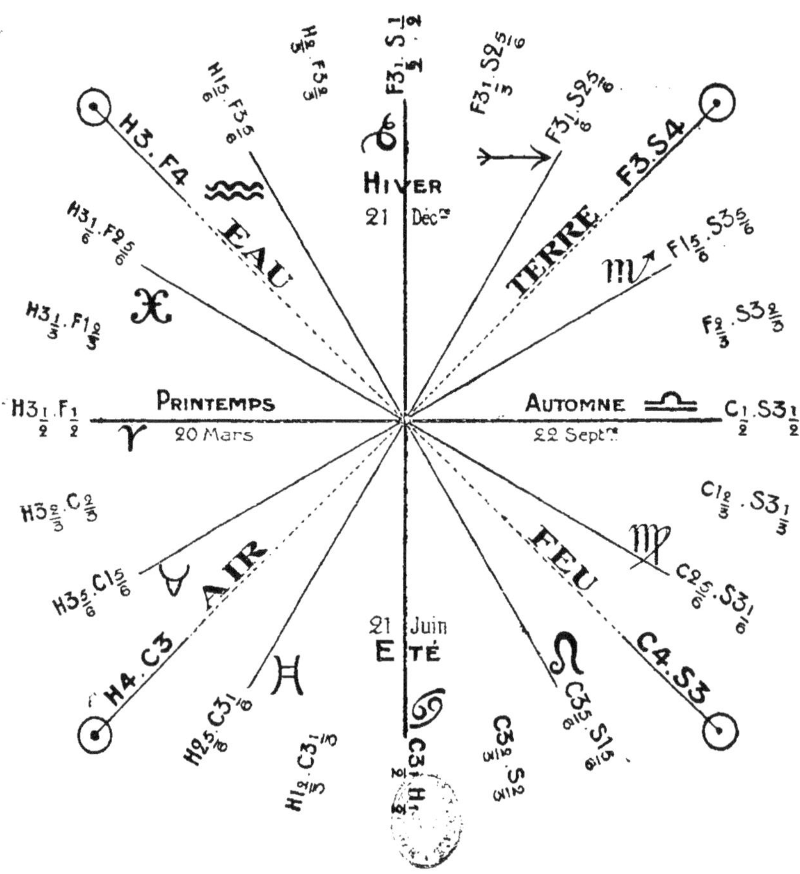

Figure des coefficients de la nature élémentaire du Soleil par rapport aux quatre saisons de l'année.

Les quatre positions du Soleil par rapport à l'Horizon et au Méridien terrestre, sont analogues aux quatre éléments et saisons.

Soleil au lever (A.S): nature de l'Air et du Printemps.
— au coucher (OC[t]): nature de la Terre et de l'Automne.
— à midi (M.C) : nature du Feu et de l'Été.
— à minuit (F.C): nature de l'Eau et de l'Hiver.

Par analogie les quatre aspects que forme la Lune avec le Soleil, ont également la nature des quatre éléments.

Selon les anciens, la conjonction est Froide et Humide; le premier quartier, humide et chaud; l'opposition chaude et sèche et le dernier quartier sec et froid. Mais nous ne sommes pas de cet avis, car il est manifeste que selon le principe des conjonctions, l'astre le plus puissant en qualité et en nature communique ses qualités et sa nature en partie à l'astre qui est le plus faible. Le Soleil étant l'astre le plus puissant du système planétaire, communique en partie sa nature chaude et sèche à la planète qui lui est conjointe. Pour se faire une juste idée de l'effet des conjonctions et des autres aspects, il faut comparer les planètes aux quatre saisons ou aux quatre angles. Le Soleil est de la nature de l'Été et du M.C. La Lune est de la nature de l'Hiver et du F.C. Ces deux saisons et ces deux angles sont opposés les uns aux autres.

La Lune sera donc plus *Chaude* et *Sèche* étant conjointe au Soleil; au premier quartier, elle sera comme l'AS et le Printemps, *Humide* et *Chaude*; à l'opposition elle sera *Froide* et *Humide* comme le F.C et l'Hiver, et au dernier quartier, elle sera *Sèche* et *Froide*, comme l'OC[t] et l'Automne; ce que démontre le schéma suivant.

Été
☌
C | S

Printemps — H.G / ☐ AS | S.F / ☐ D es — *Automne*

F | H
☍
Hiver

Les luminaires émettent donc ensemble une vibration circulaire de nature tempérée et générante par laquelle la nature élémentaire des planètes est équilibrée. Cette vibration originelle est altérée dans sa nature élémentaire par l'influence des quatre angles et des quatre saisons.

Cette altération se traduit par une variation des qualités élémentaires afférentes à la nature des luminaires dont les planètes reçoivent l'impression immédiate, sans toutefois que leur propre nature en soit détruite non plus que celle des luminaires dont la constitution fondamentale est immuable.

On peut donc considérer que les divers aspects des planètes avec les luminaires sont la cause effective des variations de leur nature élémentaire et que cette cause est à elle seule beaucoup plus puissante que ne sont les aspects des planètes entre elles, ou leurs positions par rapport aux quatre angles (tout au moins en ce qui concerne les modifications que subit leur nature élémentaire).

On peut même négliger ces causes secondaires si l'on songe que l'influx des luminaires transmet virtuellement aux planètes l'influence des saisons, des angles et de leurs mutuels aspects avec beaucoup de force.

Voici un résumé des effets des luminaires sur la nature élémentaire des planètes, selon leurs mutuels aspects.

Feu. — *Conjonction au Soleil ou Opposition à la Lune :* Augmentation du Chaud et du Sec ou diminution du Froid et de l'Humide.

Eau. — *Opposition au Soleil ou conjonction à la Lune :* Augmentation du Froid et de l'Humide ou diminution du Chaud et du Sec.

Air. — *Quadrature ascendante au Soleil ou descendante à la Lune :* Augmentation de l'Humide et du Chaud ou diminution du Sec et du Froid.

Terre. — *Quadrature descendante au Soleil ou ascendante à la Lune :* Augmentation du Sec et du Froid ou diminution de l'Humide et du Chaud.

La connaissance de ces effets vibratoires, est de toute nécessité dans la pratique de la détermination du tempérament astral.

On peut déduire de ce qui précède que les luminaires étant de nature contraire, leurs aspects aux planètes produisent des effets opposés. Ainsi la conjonction mutuelle des luminaires annihile en partie leur effet particulier, tandis que leur opposition l'augmente.

Tout ce processus semblera logique si l'on songe que l'influx émanant des luminaires constitue un milieu élémentaire normal et nécessaire à l'équilibre vibratoire universel ; de sorte que l'atténuation du Chaud et du Sec, donne l'impression du Froid et de l'Humide, tandis que la diminution du Froid et de l'Humide, produit un effet opposé.

Il faut se garder de confondre la nature originelle des qualités planétaires avec leurs analogies matérielles, car elles sont à l'état latent de spiritualité pure et embryonnaire et ne se réalisent sur le monde physique que par leur transformation en éléments et en principes constitutifs. Sur le plan physique, la chaleur du Soleil est plusieurs millions de fois plus forte que celle de Mars, tandis que sa chaleur élémentaire est à peine supérieure à celle de Jupiter.

Pratique de la mesure des variations apportées à la nature des planètes par leurs aspects aux luminaires

1t. Déterminer les coefficients des qualités élémentaires du Soleil selon sa position par rapport au Zodiaque et aux quatre angles, à l'aide du tableau spécial. Page 97.

2t. Déterminer les coefficients des qualités de la Lune selon son aspect au Soleil et sa position angulaire, à l'aide du tableau spécial ; mais opérer sur les coefficients du Soleil du thème calculés d'après le tableau du Soleil.

3t. Calculer les coefficients des qualités élémentaires de chaque planète, selon ses aspects au *Soleil d'abord*, et à la *Lune ensuite*, à l'aide de leur tableau spécial, établi pour un Soleil et une Lune moyens. Ne pas se préoccuper de l'angularité des planètes, ni de leurs mutuels aspects, du moins en ce qui concerne les coefficients de leurs qualités élémentaires.

Nota. — Sauf pour le Soleil, les coefficients donnés dans les tableaux ne sont que *moyens* et doivent varier, *pour la Lune*, selon la valeur élémentaire du Soleil, et *pour les planètes*, selon la valeur élémentaire des luminaires. En outre les coefficients moyens des qualités élémentaires des planètes, donnés dans nos tableaux, ne sont relatifs aux aspects des Luminaires *qu'isolément*. — Ainsi, ils sont établis pour la conjonction au Soleil, ou pour l'opposition à la Lune, mais non pas pour ces deux ensemble. Si donc une planète était conjointe au Soleil en même temps qu'opposée à la Lune, la valeur de sa variation élémentaire serait doublée ; tandis qu'elle serait annulée si la planète était conjointe aux luminaires réunis. Il faut encore remarquer que les coefficients ne sont établis que pour des aspects qui sont exacts et purs en leur nature élémentaire ; ce sont : la conjonction, les quadratures et l'opposition, analogues aux angles et aux saisons.

Or, il est des aspects intermédiaires qui, se trouvant placés entre la quadrature et la conjonction ou l'opposition, participent d'une seule qualité, qui est la qualité commune à la nature des aspects susdits. Ayant démontré la nature élémentaire des saisons, des angles et des aspects, il n'est pas utile de reproduire ici ces analogies ; il suffit de savoir que les planètes qui seront situées entre deux points élémentaires seront influencées par la qualité commune aux deux éléments.

Ex : Air et Feu : **Chaud** — Feu et Terre : **Sec** — Terre et Eau : **Froid** Eau et air : **Humide.**

Schémas démonstratifs

Aspects au Soleil

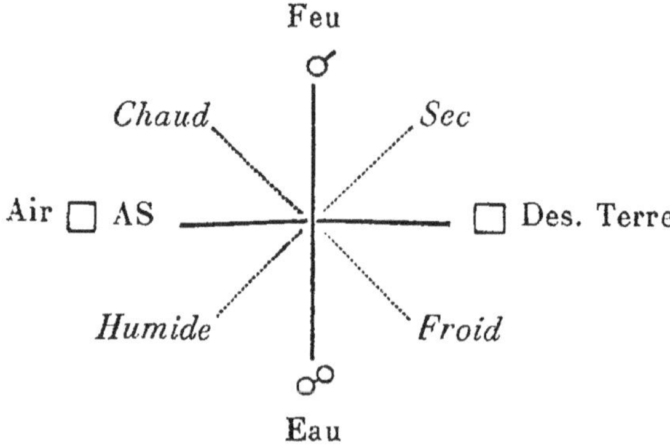

Aspects a la Lune

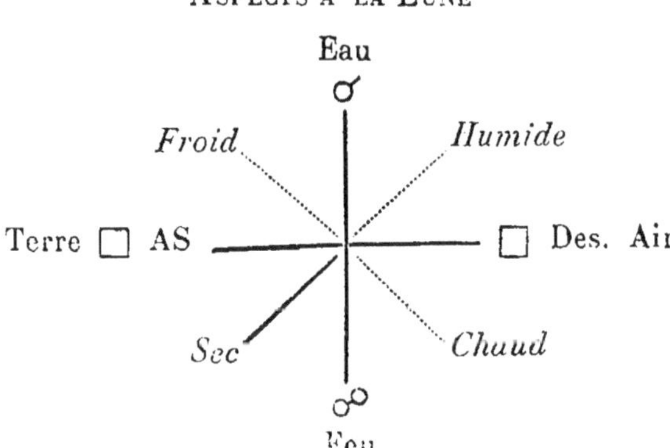

Procédé opératoire du calcul des variations de la nature élémentaire des planètes

Après avoir calculé la mesure des variations apportées à la nature du Soleil par sa situation dans le thème comparativement aux données du tableaux des coefficients du Soleil, il faut opérer de même pour la Lune à l'aide du tableau spécial, relativement au Soleil du thème.

Une fois obtenue, la mesure de ces deux valeurs, il les faut passer au crible du *Cycle vital* (page 101), selon la place que ces astres occupent par rapport aux douze maisons du thème. Le chiffre 50 correspond au maximum de vitalité ; c'est à dire que l'influence d'un astre situé à l'endroit indiqué par ce chiffre, est entièrement ouverte sur la vitalité du né. Les autres chiffres ne sont que des fractions de ce maximum ; ainsi, un astre situé sur le nombre 27, n'influence le né que des vingt-sept cinquantièmes de sa puissance vitale. Quand les coefficients élémentaires du Soleil et de la Lune sont calculés, il faut donc, selon la place qu'ils occupent par rapport aux divisions du *Cycle vital*, déterminer la valeur de leur vitalité dans le thème. Cette opération modifie encore leur valeur élémentaire, et c'est sur cette valeur définitive seule que l'on doit se baser pour calculer la valeur élémentaire des planètes.

Le calcul fait, il faudra, comme pour les luminaires, passer les coefficients planétaires au crible du Cycle vital, et l'on aura leur valeur effective exacte. Voir les tableaux, pages 105 à 109.

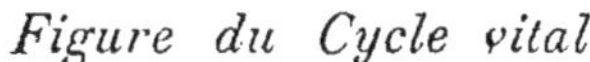

Figure du Cycle vital

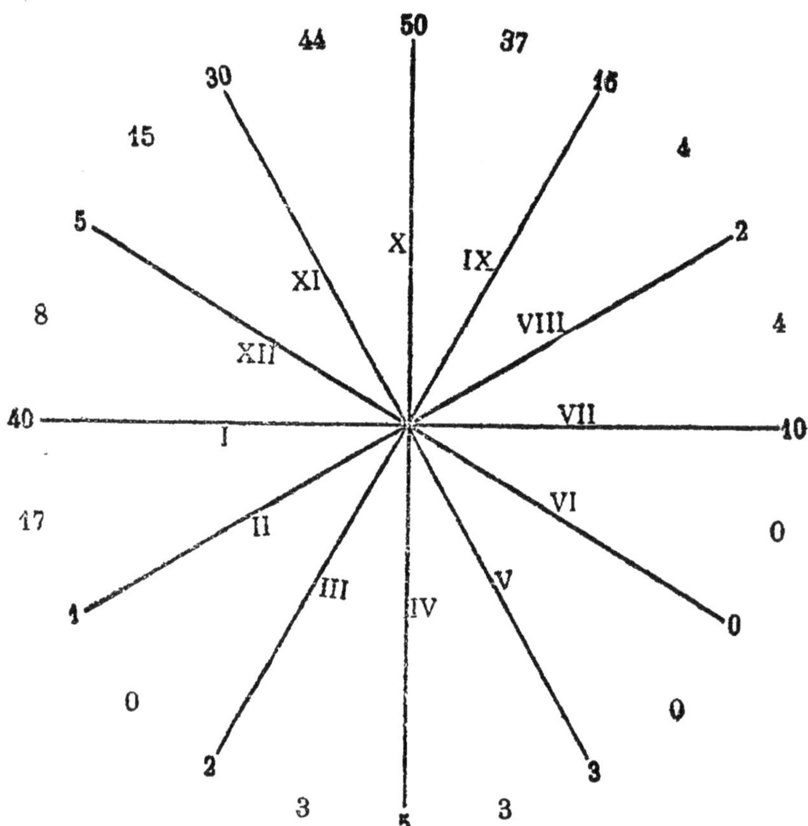

Coefficients de vitalité relatifs aux quatre angles et aux douze maisons du thème natal.

Nota. — Ces coefficients sont relatifs aux maisons et à leur étendue qui est variable et souvent inégale. Ils se doivent modifier proportionnellement aux places occupées par les planètes, dans les maisons.

L'exposé du mécanisme vibratoire des astres, et les tableaux des coefficients que nous avons établis, constituent des bases suffisamment précises, pour qu'un étudiant avisé y trouve les éléments nécessaires à la détermination des valeurs de la nature élémentaire des planètes selon leur position respective. Avec un peu de jugement et de patience, on pourra acquérir une pratique assez rapide de ce procédé.

Détermination du tempérament astral

Après la détermination des coefficients qualitatifs des planètes, selon le procédé ci-devant indiqué, il ne restera qu'à additionner les qualités semblables appartenant à chaque planète, (luminaires y compris) et le résultat donnera la proportion de Chaud, d'Humide, de Froid et de Sec qui constituent le tempérament astral du né. Le Chaud et le Froid, le Sec et l'Humide se détruisent ; il sera donc aisé de connaître le tempérament, par la proportion dominante de deux de ces qualités, formant une des quatre natures élémentaires (1).

(1) Voir *l'Essai synthétique.*

Nota : Dans les schémas qui suivent, les lettres : C, S, H, F, signifient Chaud, Sec, Humide, Froid.

Observation : Tout médecin qui serait assez peu scrupuleux pour traiter un malade à l'aide du thème érigé autrement que par les calculs astronomiques, assumerait une lourde responsabilité.

Coefficients des qualités élémentaires du « Soleil », selon sa position par rapport aux quatre saisons et aux quatre angles.

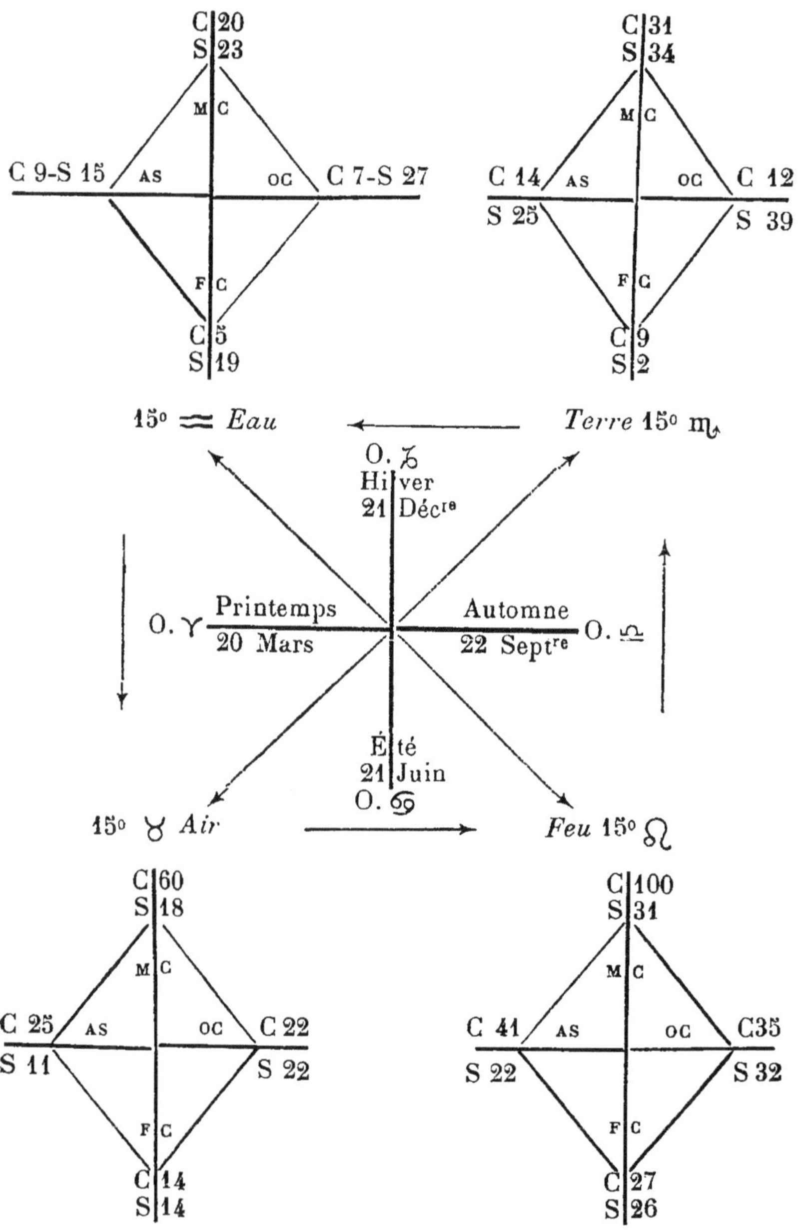

Coefficients des qualités élémentaires de la Lune, selon sa position, par rapport au Soleil et aux quatre angles « Soleil moyen : C 55, S 20. »

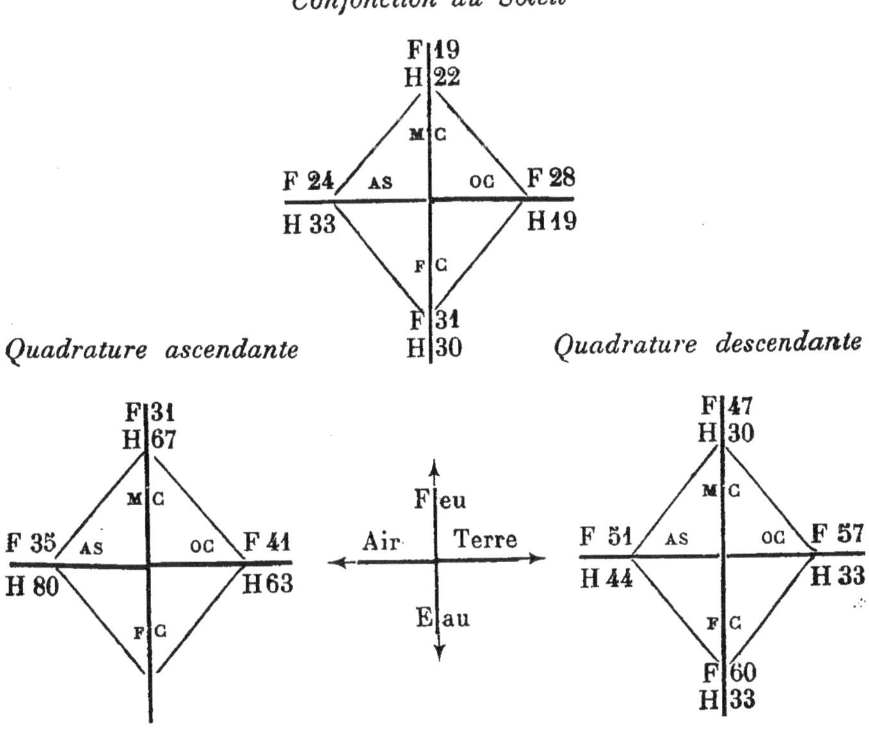

Opposition

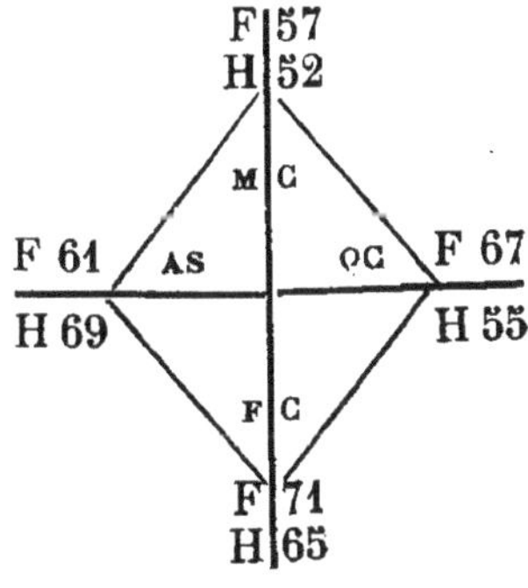

Coefficients moyens des qualités élémentaires de Saturne, selon ses aspects au Soleil et à la Lune (Soleil moyen : C 55, S 20. Lune moyenne : H 40, F 25).

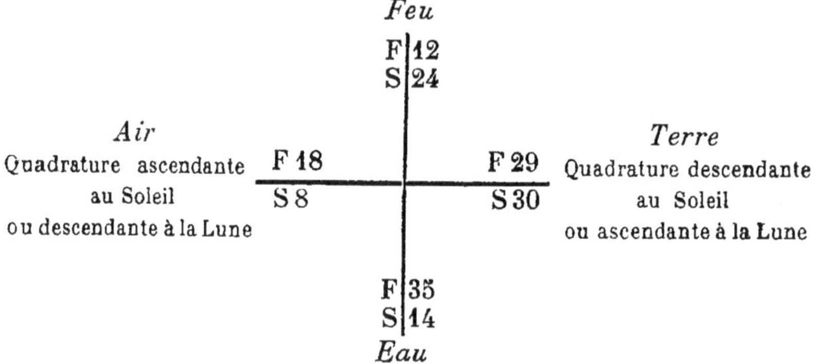

Coefficients moyens des qualités élémentaires de Jupiter, selon ses aspects au Soleil et à la Lune (Soleil moyen : C 55, S 20. Lune moyenne : H 40, F 25).

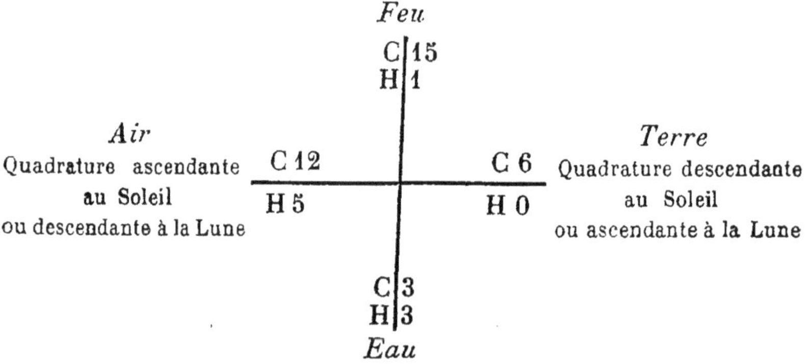

Coefficients moyens des qualités élémentaires de « Mars », selon ses aspects au Soleil et à la Lune (Soleil moyen: C 55, S 20. Lune moyenne: H 40, F 25).

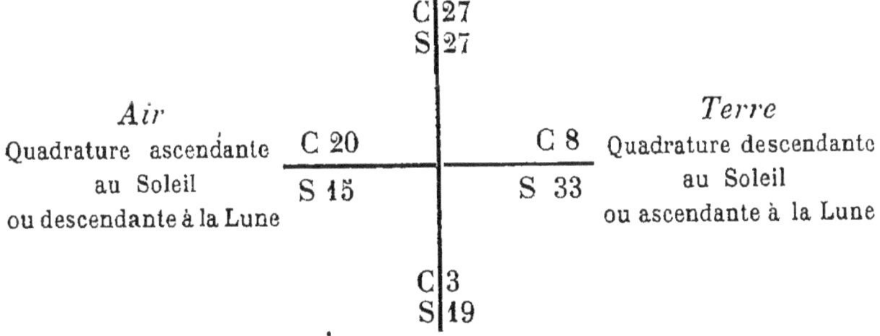

Coefficients moyens des qualités élémentaires de « Vénus », selon ses aspects au Soleil et à la Lune (Soleil moyen : C 55, S 20. Lune moyenne : H 49, F 25).

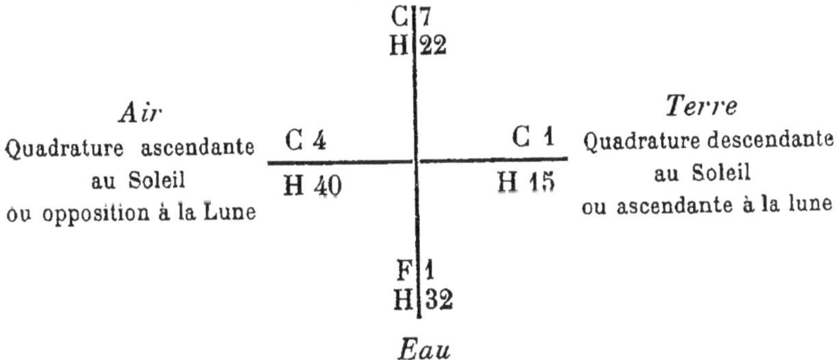

Coefficients moyens des qualités élémentaires de Mercure selon ses aspects au Soleil et à la Lune (Soleil moyen : C 55, S 29. Lune moyenne : H 46, F 25).

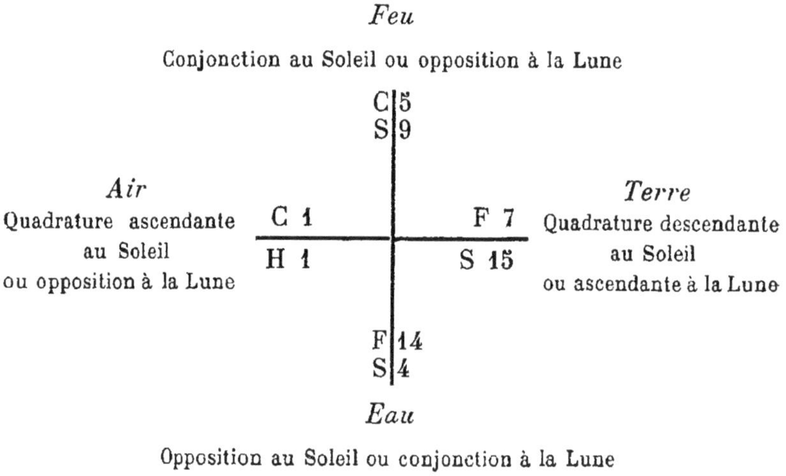

Feu

Conjonction au Soleil ou opposition à la Lune

C 5
S 9

Air
Quadrature ascendante au Soleil ou opposition à la Lune

C 1
H 1

F 7
S 15

Terre
Quadrature descendante au Soleil ou ascendante à la Lune

F 14
S 4

Eau

Opposition au Soleil ou conjonction à la Lune

DEUXIÈME PARTIE

La chimie élémentaire. L'art spagyrique. Les opérations secrètes

Des principes de la chimie ancienne relatifs aux préparations élémentaires des plantes médicinales.

Le principal agent de la chimie est le *feu* ou la *chaleur*. Cette chaleur qu'on nomme *feu*, se peut manifester de plusieurs manières ; les chimistes anciens distinguaient sept feux différents :

Le premier feu et le plus anodin est le *bain vaporeux* qui est de nature humide ; il s'obtient par la vapeur d'eau. Ce feu convient à la putréfaction, à la fermentation et à la circulation.

Le second feu est le *bain-marie* qui se fait en plongeant le vaisseau contenant, dans l'eau chaude. Ce feu, humide et chaud, est de nature générante ; il convient à la digestion, à la dissolution, à la circulation et aux distillations lentes.

Le troisième feu est celui de *cendres* qui se fait en enfouissant le fond du vase dans des cendres chaudes. Ce feu est anodin, doux, légèrement sec et de nature tempérée ; il convient à certaines digestions, circulations, distillations et à la coagulation lente.

Le quatrième feu est celui de *sable* qui est sec et chaud modérément, et sert aux distillations et coagulations.

Le cinquième feu est celui de *limaille de fer ;* la limaille est interposée entre le feu de charbon et le vaisseau. Ce feu est chaud et sec et convient aux distillations violentes et à certaines sublimations.

Le sixième feu est le *feu de charbon*, dont on peut faire le feu de réverbère clos, pour tirer certains esprits ; il est propre aux sublimations.

Le septième feu est celui *de fusion* qui se fait avec du bois sec et du charbon. Ce feu est propre aux calcinations, aux sublimations, aux cémentations, aux réverbérations et vitrifications.

Chacun de ces feux se divise en plusieurs degrés ; le bain *vaporeux*, *marie*, de *cendres*, et de *sable*, en trois degrés, et les autres feux en quatre degrés.

On trouvera dans de nombreux ouvrages de chimie ancienne une ample description des fourneaux et ustensiles nécessaires aux opérations ordinaires de la chimie. Parmi ces ouvrages, nous citerons les moins rares : Nicolas Lémery, Baumé, Glauber, etc. ; toutefois nous dirons quelques mots des vaisseaux.

Des vaisseaux de la chimie ancienne

Les vaisseaux de verre sont les meilleurs, mais ils ne conviennent qu'aux feux vaporeux ou de sable ; ceux de métal s'emploient pour les feux violents et pour les grandes quantités de matière. Les matières corrosives telles que sels, vitriols ou acides, requièrent des vases de verre ou de terre vernissée.

La *Cucurbite* de verre couverte de son chapiteau convient aux distillations ordinaires des végétaux, à feu doux.

La *vessie de cuivre* étamé, munie de sa *tête de more*, est requise en la distillation des *quantités*.

La *cloche d'étain* adaptée sur un ample bassin de cuivre, sert à distiller les fruits récents, les fleurs et les plantes succulentes.

La *cornue* ou *retorte* munie d'un ample récipient ou ballon de verre, sert à la distillation *per latus*, des huiles et esprits lourds, qui ne peuvent monter.

L'*alambic de cuivre étamé* ou le chapiteau avec son réfrigérant, sert aux autres distillations ; il comporte un serpentin et est muni d'un récipient.

Les *matras à long col* et les vaisseaux de rencontre accouplés, sont propres aux digestions à feux lents.

Le *Pélican* simple ou jumeau convient à la circulation.

L'*aludel*, l'*alambic aveugle* ou les *creusets intervertis*, sont requis en la sublimation.

Le creuset de terre réfractaire convient en a fusion.

De la décoction et de l'infusion

Ces deux opérations visent au même but, qui est de dissoudre et d'extraire les principes actifs des corps dans un véhicule approprié à l'intention qu'on se propose de réaliser. Néanmoins, la *décoction* diffère de l'*infusion* en ce qu'elle comporte davantage de principes extratifs d'une part ; et de l'autre, en ce qu'elle se fait à l'air libre, dans un vase ouvert, dont le contenu est poussé jusqu'à ébullition. Dans cette opération, on ne peut retenir les parties volatiles de la matière. La quantité de véhicule à joindre à la matière est relative a son volume et à la durée de l'ébullition ; cette durée est plus longue avec les matières compactes, comme le *gayac*, la *squine* et autres bois et racines dures.

Dans certains cas, la *décoction* doit être précédée de l'*infusion*. On doit éviter de faire bouillir les plantes aromatiques, car leur vertu réside dans leur principe volatil, que la chaleur fait évaporer par le vase ouvert ; on les doit *infuser* en vase clos et ne filtrer la liqueur qu'étant refroidie dans le vase. L'*infusion* a pour but d'extraire les parties solubles les plus subtiles des mixtes, au moyen d'un menstrue approprié ; aussi l'ébullition est-elle interdite dans cette opération.

Les divers liquides menstruels nécessaires à l'*infusion*, sont, le vin, le vinaigre, l'alcool, et parfois aussi les esprits minéraux ; ces véhicules se doivent imprégner de la vertu des mixtes qu'ils baignent et pénètrent, au point que leur propre nature s'en trouve atténuée. Il faut éviter de mêler l'eau contenu dans le résidu à la liqueur extraite, car cette eau est impure ; toutefois, on peut calciner ce résidu pour en extraire le sel fixe qui se peut dissoudre dans sa liqueur.

L'*infusion* relative à l'art spagyrique est très différente de l'infusion vulgaire, et cela surtout par la nature de ses menstrues; ce dont nous parlerons en temps et lieu.

De la circulation et de la distillation

Parmi les opérations les plus importantes, nous citerons la *digestion* ou *circulation*, qui consiste à cuire la matière par la chaleur de l'eau, de façon que l'humidité intervienne en mode tempérant du chaud et du sec, et ainsi, provoque une coction lente qui altère peu à peu la matière, en sépare les parties et oblige ses molécules à une évolution très profitables en la distillation. La *distillation* consiste à extraire de la matière les parties liquides et volatiles, dans lesquelles réside l'esprit détenteur de la vertu du mixte.

Les opérations diffèrent selon la nature de la matière sur laquelle on opère et aussi selon le but qu'on se propose. Parfois, ou il faut réduire les mixtes en leurs cinq principes séparés et d'autres fois, il n'en faut extraire qu'un seul. Ainsi, du Jalap, il suffit d'extraire la substance résineuse seule, délaissant les autres principes; on tire par distillation l'huile essentielle d'anis, sans faire cas du reste, etc.

Les végétaux entiers ou leurs parties que l'on veut distiller, sont rapés et mis en morceaux ou en poudre, pour être plus aisément introduits dans une cornue, avec de l'eau *s'ils sont secs,* et sans eau *s'ils sont frais.*

On met la cornue au feu et il en sort dans le récipient, d'abord le flegme, puis l'esprit, après l'huile, et le sel fixe reste dans le résidu, au fond de la cornue. On peut calciner ce résidu pour en extraire le sel fixe par lixivation et évaporation ; ce sel se peut ensuite dissoudre dans l'esprit pour en augmenter la vertu. Les matières végétales humides, comme le moûst et autres sucs, avant leur fermentation, se distillent par l'*alambic à feu de sable;* le flegme sort le premier, puis l'esprit et après l'huile, la terre restant au fond. Dans la distillation du vin, l'esprit monte le premier.

Ainsi, pour tirer les cinq principes des liqueurs fermentées comme sont le vin, la bière, le cidre, l'hydromel, etc..., il faut les distiller à feu lent d'abord, puis l'augmenter peu à peu ; dans ce cas, l'esprit subtil et inflammable monte le premier, l'eau ensuite, puis il sort un esprit huileux empireumatique ; le sel et la terre restant au fond.

Les liqueurs dont la fermentation est poussée jusqu'à une sorte de corruption, comme le vinaigre et toutes eaux très aigres, rendent l'eau d'abord, puis l'esprit acide et enfin l'huile puante.

Ayant ainsi détruit la forme des mixtes, on sépare chaque principe à part ; l'huile se sépare de son esprit et flegme par l'entonnoir ; l'esprit quitte son flegme par rectification, et le sel quitte la terre-morte par calcination et lessive.

Nous n'insisterons pas d'avantage sur les principes de la chimie ancienne ordinaire dont on peut trouver le détail dans de nombreux ouvrages. Mais, pour éclaircir parfaitement cette étude, nous donnerons d'une façon détaillée la pratique des opérations chimiques relative aux plantes, selon le très habile chimiste Glaser (1650 environ.)

Ces opérations sont hors du sujet que nous nous proposons de traiter dans cet ouvrage, mais nous les croyons néanmoins susceptibles d'être profitable à l'étudiant.

Les divers produits que l'on découvre par l'analyse dans la composition des mixtes, ne sont pas également repartis dans tout leur être, et de plus, cette répartition varie selon leurs espèces. La considération de ces différents cas implique la différence des préparations.

Le très fameux chimiste Glaser, suit exactement la classification d'Ettmuller et il décrit les préparations les meilleures et les plus simples qui se puissent faire par la chimie ordinaire. Ses leçons ont en outre l'avantage de pouvoir s'adapter à de nombreux cas.

Préparation des feuilles, en général

Préparation de la laitue, ou des plantes composant la 1re classe d'Ettmuller

Il faut cueillir la laitue lorsque les feuilles sont pleines de suc et sur le point de monter en tige. Ensuite, il faut piler en un mortier une bonne quantité de laitues pour en tirer le suc. Laisser reposer pendant deux ou trois heures et verser le plus clair dans une cucurbite de verre. Il restera environ le tiers du suc des laitues qui est inutilisable pour la distillation, mais dont on peut faire un autre emploi. Distiller à feu de sable le suc qui est en la cucurbite, lequel est le meilleur et qu'il faut ensuite clarifier par filtration ou par le blanchet. Faire évaporer jusqu'à ce que ce liquide soit épais comme miel; on peut y ajouter du sucre ou du sel pour le conserver. Ce rob épais, se doit dissoudre dans sa propre eau; sa dose est depuis un dragme jusqu'à deux pour cinq ou six onces de son eau.

Ce julep somnifère est rafraîchissant; il tempère la chaleur de la bile et modère toute irritation humorale.

Distillation des herbes succulentes du genre de la laitue et des plantes de la 1re classe d'Ettmuller

Pour cette opération, il est nécessaire de se servir d'un chaudron étamé, large et plat, sur lequel il faut placer un alambic d'étain fin et non pas de plomb. Ce chaudron devra contenir les herbes et sera placé sur un autre chaudron plein de sable dans lequel il devra s'emboîter.

Il faut ensuite couvrir ce chaudron d'un chapiteau de fin étain, ayant forme de dôme auquel on adaptera un récipient. Donner alors petit feu et augmenter peu à peu jusqu'à ce que l'eau distille goutte à goutte ; maintenir ce degré de chaleur jusqu'à ce que l'humidité des feuilles se soit évaporée et ait passé en eau, les feuilles étant sèches et arides, au point de se pouvoir pulvériser.

Alors, tirer l'eau empreinte de la vertu des herbes succulentes, qui étant protégées par le sable, ne seront pas brûlées. Cette opération convient non seulement aux herbes succulentes, *dépourvues d'acide*, mais aussi aux fleurs comme les roses, lys, nymphéa, pavot, rhéas et autres.

Si l'on brûle les herbes restantes, en les réduisant en cendres, on en peut tirer le sel par lessive, à la condition que ces herbes soient entières, car les feuilles seules sont dépourvues de sel.

Distillation de l'oseille ou des plantes de la 2e classe d'Ettmuller

Il faut d'abord séparer de ces plantes l'eau et le sel acide. Prendre une certaine quantité d'oseille et en tirer le suc par expression, puis laisser reposer douze heures. Verser le clair par inclinaison dans plusieurs cucurbites de verre, distiller les deux tiers au bain-marie et conserver l'eau à part. Passer le suc au blanchet ou le filtrer.

Filtrer ou passer au blanchet le suc qui est resté au fond des cucurbites et le mettre en autre cucurbite plus grande et achever d'en tirer le phlegme au B.-M., tant que ce qui reste au fond soit épais comme rob.

Mettre ensuite la cucurbite à la cave durant quelques jours, au bout desquels une partie du suc sera converti en sel, semblable à du tartre. Séparer par inclinaison la liqueur surnageante et sécher le sel essentiel.

Continuer encore un peu l'évaporation de cette liqueur et la remettre à la cave et, de nouveau, il se formera du sel qu'il faut joindre au premier. Pour purifier ce sel, le dissoudre dans sa propre eau distillée, le filtrer et évaporer pour le cristalliser comme devant.

On obtiendra alors le sel essentiel de la plante, qui contient sa principale vertu, car il ouvre les obstructions du foie et de la rate, détruit la corruption, rafraîchit et réveille l'appétit en fortifiant l'estomac. En outre, il est fébrifuge et anti-bilieux.

Sa dose est depuis vingt grains jusqu'à une dragme, fondu dans son eau.

Préparation du chardon-bénit ou des plantes de la 3e classe d'Ettmuller

Ces plantes sans odeur ont un goût amer et acerbe, elles contiennent beaucoup d'eau et de sel essentiel nitreux.

Prendre une bonne quantité de chardon-bénit prêt à monter en tige et en tirer le suc par expression, comme il a été dit, laisser reposer plusieurs heures et distiller comme précédemment pour en tirer l'eau salutaire. Le suc, resté au fond des cucurbites, doit être clarifié et évaporé jusqu'à consistance d'extrait. Si on en veut faire un sel essentiel, il faut procéder comme pour le suc d'oseille et il aura un goût nitreux. Mais il vaut mieux le purifier en le dissolvant dans sa propre eau distillée et le filtrer par le papier gris dans lequel on mettra auparavant un peu de cendres de chardon-bénit; puis l'évaporant jusques à pellicule, on aura un sel semblable au salpêtre et combustible comme lui. Pour ne tirer qu'une eau de chardon-bénit, il faut distiller les feuilles à feu de sable dans le chaudron décrit plus haut et on obtiendra une eau excellente ayant de plus grandes vertus que celle tirée par le bain-marie.

La vertu du sel essentiel est grande pour le cas de fièvres chaudes et de maladies contagieuses, car il élimine le venin par la transpiration.

La dose est de six à douze grains.

Distillation du cresson ou des plantes de la 4e classe d'Ettmuller

Ces plantes contiennent beaucoup de sel essentiel sulfureux et volatil et peuvent être distillées et réduites en extrait ou sel essentiel comme les plantes précédentes. Mais leur principale vertu est en une substance spiritueuse et chaude, qu'on peut extraire de la façon suivante :

Prendre une grande quantité de cresson de fontaine (1) alors qu'il commence à fleurir et avant qu'apparaisse sa semence. Le

(1) Environ 40 livres, comme nécessaires à l'opération.

monder et le piler en mortier de marbre et dans cet état le transvaser en un tonneau ouvert d'un côté; verser dessus de l'eau chaude sans excès, environ le double du volume apparent des feuilles.

Mêler le tout avec un bâton et couvrir le tonneau de son autre fond. Mettre des draps par-dessus pour conserver les esprits volatils et laisser ainsi une demi-heure ou plus; puis ajouter encore trois fois autant d'eau que la première fois, de façon qu'il y ait huit fois autant d'eau que de plantes et que ces dernières eaux soient moins chaudes. Mettre de suite trois ou quatre livres de levure de bière et remuer bien le tout avec une canne. Couvrir exactement le tonneau qui doit être à demi-plein et le placer en lieu tempéré ou plus chaud que froid. En trois ou quatre jours, la substance grossière sera montée au-dessus de la liqueur en forme de croûte qui, dès qu'elle commencera à se rompre et à s'affaisser, indiquera le moment précis de distiller. A ce moment, mettre le tout dans une grande vessie de cuivre à distiller l'eau-de-vie, et distiller par feu gradué et doux au début, tout l'esprit qui est mêlé à l'eau, puis il faut rectifier cet esprit avec l'instrument décrit précédemment, pour le priver de tout son flegme et il sera pur et inflammable.

Cet esprit se peut donner contre le scorbut et les corruptions du sang, car sa vertu pénétrante résout, purifie et subtilise les humeurs impures.

Sa dose est depuis vingt gouttes jusqu'à une dragme en un véhicule convenable.

Distillation de l'absinthe et des plantes de la 5e classe d'Ettmuller

Cette plante et ses semblables peuvent être fermentées de la même manière que le cresson. Mais leur principale vertu consiste en une substance sulfurée et subtile qui surnage sur l'eau et voici comment on la peut extraire.

Couper menu une grande quantité de somnités d'absinthe, quand cette plante est *entre fleur et semence*. Broyez en un mortier de marbre puis mettre en vessie de cuivre étamée et verser dessus assez d'eau pour détremper toute l'absinthe. La vessie ne doit être qu'à demi remplie et couverte de son réfrigérent ou d'une tête de more.

Donner le feu par degrés et l'augmenter dès que les gouttes commenceront à sortir de façon qu'une goutte chasse l'autre et continuer ainsi jusqu'à ce que l'eau qui sortira soit insipide.

Il y aura dans le récipient beaucoup d'eau spiritueuse sur laquelle nagera de l'huile qu'il faut séparer comme s'ensuit : le récipient étant plein jusqu'au bord, attacher à son col une fiole avec une ficelle puis introduire une petite mèche de coton dans l'orifice de la fiole et la plonger en même temps de l'autre bout dans l'huile qui est sur l'eau. La mèche attirera l'huile qui imprégnant la mèche, tombera goutte à goutte dans la fiole. Si l'eau diminuait, il en faut remettre de façon que l'huile soit toujours élevée et atteigne le bord de l'orifice du récipient. Absorber toute l'huile par ce moyen et la mettre en fiole bouchée.

Ces huiles contiennent toute la vertu de ces plantes balsamiques. Les eaux distillées après séparation des huiles ne sont pas à dédaigner.

Des sucs des plantes

Il faut entendre par *suc*, les liqueurs contenues dans les végétaux et qui sont composées de diverses substances, telles que les sels, huiles, gommes, résines, laits, etc... ; ces sucs se peuvent tirer, selon les cas, par *incision* ou par *expression*. Ils se peuvent diviser en trois classes principales :

1re classe : sucs aqueux où l'eau abonde ;

2e classe : sucs huileux, résineux, essentiels, onctueux ;

3e classe : sucs laiteux, mucilagineux, émulsifs.

Pour tirer le suc d'une plante, il la faut prendre fraîche, la laver, l'égoutter, la couper grossièrement et la piler en un mortier de marbre jusqu'à ce qu'elle soit assez écrasée. On l'enferme ensuite dans un sac de toile et on exprime son suc par le moyen d'une presse spéciale pour cet usage. Le suc s'échappe peu à peu, troublé par quelques particules de la plante, qu'il emporte avec lui.

Certaines plantes donnent difficilement leur suc parce qu'il est épais et mucilagineux, telles sont la bourrache, la buglose, les chicorées, etc... ; il faut alors ajouter un peu d'eau en les pilant et les laisser macérer quelques heures avant l'expression ; mais les plantes aromatiques ne se doivent jamais macérer.

Le procédé est le même pour les racines, seulement il les faut parfois raper à cause de leur viscosité.

Les plantes qui rendent leur eau le plus facilement sont celles qui sont tendres, douces et froides comme les salades, les joubarbes, les fruits, les cucurbitacées, les citrons, oranges, berberis et autres.

Quand le suc d'une plante est obtenu, il ne reste qu'à le clarifier en le mettant jusqu'aux trois-quarts dans un matras qu'on plonge dans de l'eau presque bouillante, on le retire de temps en temps pour l'échauffer par degrés et le parenchyme se coagule en grumeaux dans le liquide que l'on filtre *après qu'il est refroidi.*

Certains sucs, comme ceux de joubarbe, concombre, citron, groseille, berberis, cerise, etc..., se clarifient sans aucune préparation ; il suffit de les mettre en bouteille, de les laisser déposer et de les filtrer.

Pour conserver ces sucs, il faut qu'ils soient mis en bouteille après une parfaite clarification ; on verse par-dessus dans la bouteille un peu d'huile d'olive et on bouche hermétiquement ; il faut mettre ces sucs en lieux frais.

Pour obtenir les sels contenus dans ces sucs végétaux, il faut les faire évaporer en consistance de sirop ; placer ensuite ce sirop en lieu frais, à l'abri de la poussière et en quinze ou trente jours se formeront à la surface des cristaux qu'il faut conserver en des vases très clos. Ces sels ont la vertu des plantes dont ils sont extraits et, de plus, sont résolutifs et parfois dépuratifs.

Du traitement des semences

Les semences se préparent diversement selon leurs différentes substances. Les unes sont mucilagineuses comme les semences de coing, de lin, de psyllium, etc... ; les autres sont remplies d'huile qu'on peut tirer par expression et qu'on peut réduire en émulsion, telles les semences de pivoine, de pavot, de chanvre et les semences froides. De certaines, on peut tirer un esprit ardent par fermentation, comme des graines de moutarde, de poivre, etc...; d'autres sont aromatiques et contiennent un soufre ou huile éthérée et subtile comme celles de carvi, d'anis, de fenouil, etc... ; elles se peuvent distiller comme l'absinthe et les baies de genièvre.

Il faut, aussitôt après la distillation, séparer l'eau de l'huile, car elles se mélangeraient.

Presque toutes les semences distillées par la cornue laissent, attaché aux parois du récipient, quantité de sel volatil qui se peut dissoudre en sa propre huile, dont ainsi il augmente la vertu.

Toutes ces semences peuvent rendre leur huile par distillation ; cette huile se doit séparer de l'eau comme nous l'avons indiqué pour l'Absinthe.

On peut également extraire l'huile des semences par expression, comme nous l'allons démontrer.

Huile d'anis extraite par expression

Pulvériser finement une livre de semence d'anis et la mettre sur un tamis renversé couverte d'un plat d'étain ; en sorte que tout l'anis soit contenu sous la calotte du plat. Placer le tamis sur une bassine plate contenant deux ou trois pintes d'eau ; la mettre sur le feu et faire bouillir, et la vapeur d'eau pénétrera la semence d'anis.

Dès que le plat d'étain qui couvre l'anis sera très chaud, il faudra mettre la poudre dans un sac et le lier promptement, le placer dans une presse chauffée et l'on en tirera une huile ayant une odeur et une saveur très prononcées.

Préparation des plantes selon Daniel Cox (1674)

Réunissez les tiges avec leurs feuilles en plusieurs tas serrés l'un contre l'autre et la fermentation agira, réduisant les plantes en bouillie, sauf celles qui sont autour des tas et qu'il faudra remettre.

Faites des pelotes de cette bouillie et mettez-les en une retorte de verre, faites distiller et donnez bon feu sur la fin. Outre la liqueur, il viendra de l'huile noire et épaisse. Séparez la liqueur de l'huile et faites-la distiller dans une cucurbite, et il montera un esprit volatil qui, après deux ou trois rectifications, aura le goût et l'odeur du sel ammoniac.

Si les plantes rendent beaucoup de sel fixe, comme l'absinthe, la sauge, le romarin, etc... elles donnent aussi, par cette méthode beaucoup de sel volatil, qu'il faut dissoudre dans l'esprit distillé, déjà obtenu.

(Cette préparation est vulgaire et non spagyrique).

De la réduction du bois de Gayac en cinq diverses substances

Cette curieuse opération est très édifiante en ce qui concerne la division chimique de tous les végétaux.

Prendre quatre livres de bois de Gayac rapé, que l'on mettra en une cornue bien lutée, — grès ou verre, — et la placer au fourneau de réverbère clos, après y avoir adapté un grand récipient sans lut. Donner le feu par degrés et il en sortira d'abord une eau insipide, puis un esprit volatil qui se reconnaît à son goût ardent. Sitôt que l'esprit monte, il faut vider l'eau du récipient et la garder dans une fiole ; rejoindre le récipient à la cornue en les lutant soigneusement. Les esprits étant violents il faut un feu très modéré pendant sept ou huit heures, puis, l'augmenter peu à peu, et continuer tant que l'esprit et l'huile soient sortis ensemble ; on les peut séparer facilement ; verser tout le contenu du récipient dans un entonnoir garni de papier à filtrer, placé sur une fiole, l'esprit passera et l'huile restera. Placer l'entonnoir sur une autre fiole ; faisant un trou au papier et l'huile coulera, qu'il faut garder à part.

Réduire en cendres le bois resté en la cornue et en tirer le sel par lessive, en filtrant et évaporant.

L'esprit guérit les chancres, ulcère, fistules, plaies corrompues, mais il est mordicant et on le peut tempérer avec son eau. Étant rectifié au bain-marie, il chasse le virus de la vérole par les urines et les sueurs.

La dose est depuis vingt gouttes jusque une dragme, dans une décoction spécifique. On peut rectifier l'huile par les cendres, mais elle perd de sa vertu ; elle est bonne contre l'épilepsie depuis trois à six gouttes dans une liqueur, elle calme les maux de dents, résorbe les hémorroïdes et sèche les fistules. Les bois de genièvre, de buis, de tillot, et tous les autres se peuvent traiter comme celui de Gayac.

PRÉPARATIONS DES BAIES DE GENIÈVRE

Ces préparations sont: 1° tirer l'esprit ardent par distillation 2°, extraire l'huile éthérée et le rob, dit: *thériaque des Allemands*. L'esprit ardent est le produit de la fermentation qui se fait dans l'eau tiède avec de la levure de bière, comme pour les cresson; la distillation n'intervient qu'après la fermentation. Cette opération n'est pas générale à toutes les baies, car celle du sureau, d'hieble, etc., se fermentent sans aucune addition, de même que les raisins, pommes, poires et autres, qu'il faut mettre pendant huit ou dix jours en un grand vaisseau, après les avoir écrasés; on les retire après que la fermentation est faite. Ensuite, on peut en distiller un esprit ardent, lequel a de grandes vertus.

Voici comment on doit distiller l'huile éthérée : concasser six livres de baies de genièvre que l'on mettra dans une vessie de cuivre, verser par dessus cinquante livres d'eau commune, remuer le tout et couvrir la vessie de sa tête de more ; distiller par feu gradué l'eau spiritueuse et l'huile qui sortiront ensemble, et continuer jusqu'à ce que l'eau monte insipide. Après, séparer l'huile de l'eau comme nous l'avons enseigné pour l'absinthe et garder ces deux liquides à part en des fioles bien bouchées.

Oter ce qui reste au fond de la vessie et le mettre en plusieurs terrines, étant encore chaud, puis le passer par un linge pour exprimer le marc. Laisser reposer la liqueur pendant quinze heures, passer le clair par un linge fin et faire évaporer la liqueur passée en consistance d'extrait.

Cet esprit et cette huile sont de puissants remèdes pour provoquer les règles, ouvrir les obstructions du foie et de la rate, pour évaquer le sable et glaires des reins et de la vessie ; ils poussent les urines et sont sudorifiques. La dose de l'esprit est depuis une demi-dragme jusqu'à une demie-cuillerée dans du bouillon de laitue. La dose de l'huile est depuis trois à quinze gouttes dans sa propre eau. La dose de l'extrait est depuis une dragme jusqu'à trois, dans son eau.

DE LA RACINE DE JALAP

Cette racine nous vient des Indes, elle doit être pesante, d'une couleur gris-noir ; sa principale vertu est dans la résine qu'on en peut extraire comme il suit : pulvériser huit onces de racines de Jalap et les mettre en un matras avec de bon esprit de vin à l'éminence de quatre doigts ; boucher le matras et le mettre à digérer au bain-marie durant deux ou trois jours, pendant lesquels l'esprit deviendra couleur d'hyacinthe. Verser cet esprit coloré par inclinaison dans un autre vase et remettre de nouvel esprit de vin sur la matière, et digérer comme auparavant. Ceci se doit faire en tout, trois fois. Il faut alors mêler ces trois esprits, les filtrer et les verser dans une grande terrine vernissée, avec trois ou quatre livres d'eau pure qui précipitera au fond la racine de jalap. Verser l'eau dans une cucurbite et en retirer l'esprit par distillation, lequel pourra servir comme devant. Laver la résine avec eau claire, puis la sécher au soleil et la pulvériser avant de s'en servir. Cette résine purge les sérosités, chasse les flegmes et humeurs aqueuses ; sa dose est de cinq à quinze grains dans un extrait en forme de bolus ou avec la poudre de tartre vitriolé, ou encore le meilleur est de la délayer dans une émulsion de semences froides.

Les résines de scamonée, d'agaric, de turbith, etc..., se préparent comme celle du Jalap.

EXTRAIT D'ELLÉBORE NOIRE

Cette préparation servira de modèle pour celles des autres racines qui contiennent un suc soluble dans l'eau, comme le méchoacam, la racine d'Ésula, le concombre sauvage, la rhubarbe et autres.

Piler une livre de racines d'ellébore noire, fraîches et récentes et les mettre dans une cucurbite avec cinq ou six livres d'eau de pluie distillée.

Couvrir la cucurbite d'un chapiteau aveugle et le mettre à digérer au feu de sable chaud, pendant deux jours. Puis, passer la liqueur par un linge et presser un peu le marc, sur lequel il faut remettre de l'eau et digérer comme devant. Ensuite couler la liqueur et la mêler à la première, les filtrer et faire évaporer dans une terrine jusqu'à consistance épaisse, qu'on mettra en vase clos. Cet extrait est bon pour les maux de la mélancolie.

La dose est de douze à trente grains, dans un bouillon végétal quelconque.

EXTRAIT DES RACINES D'ANGÉLIQUE

Mettre dans une cucurbite une livre de racines d'angélique concassées, puis verser par-dessus six livres de bon vin blanc, ou d'eau-de-vie faible ; couvrir la cucurbite d'un chapiteau aveugle et la mette en digestion au bain vaporeux pendant deux ou trois jours; ôter ensuite le chapiteau aveugle et le remplacer par un chapiteau à bec auquel on adaptera un récipient en lutant les jointures. Commencer à distiller au bain-marie et continuer jusqu'à ce qu'on ait tiré trois livres d'eau, laquelle contiendra le principe volatil de l'angélique. Garder cette fiole bien bouchée, laisser refroidir les vaisseaux, couler et exprimer fortement ce qui reste dans la cucurbite et passer la liqueur par la languette pour la clarifier ; la faire évaporer à la chaleur douce du bain-marie dans une terrine, jusqu'à consistance d'extrait. Calciner le marc que laisse l'expression et réduire en cendre, en faire lessive, filtrer et évaporer en sel qu'on mêlera à l'extrait pour les garder ensemble en vase clos.

Cet extrait est apéritif et pénétrant, il fait suer et provoque les règles, combat les suffocations de matrice et détruit les venins et la peste.

Sa dose est de dix à trente grains, pris dans son eau qui est elle-même très efficace.

On peut en cette manière tirer l'eau, l'extrait et le sel de toutes les racines qui contiennent un sel sulfureux et volatil et dont l'odeur et la saveur sont aromatiques et chauds, tels, la valériane, l'impératore, le meum, la carline, le calamus aromatique, la zedoaria, le galanga et leurs semblables.

POUR TIRER L'ESPRIT DE LA RACINE D'ANGÉLIQUE

Pour obtenir de cet esprit, il faut digérer au bain-marie, les racines pilées dans beaucoup d'eau distillée et un peu d'esprit de vin, pendant quatre jours pleins. Mettre ensuite le tout, dans une vessie de cuivre étamée à feu gradué, jusqu'à ce que les esprits montent, puis donner un feu plus fort, continu et réglé jusqu'à ce que soit tirée l'eau spiritueuse, ce qui se peut reconnaître au goût insipide de ce qui sortira.

Pour séparer l'esprit de l'eau, il faudra le rectifier au bain-marie lentement, et l'on aura un esprit subtil, plein d'un sel volatil, dont la vertu est efficace dans toutes les maladies pestilenticlles et dans les affections de la matrice, car elle est diaphorétique, diurétique et alexitère. La dose est depuis un demi-scrupule, jusqu'à une dragme, dans son eau, ou dans un bouillon végétal.

EXTRACTION DE L'HUILE

L'huile de racine d'angélique surnage sur l'eau de la première distillation, faite par la vessie de cuivre ; il faut la séparer par le coton et la conserver avec soin, car s'est un préservatif contre la peste et tous les maux contagieux. Cette huile peut ensuite se traiter comme celle de muscade, dont nous allons donner la préparation.

Esprits, baume et huile de muscade

Cette huile se tire par expression, selon la méthode connue. Prendre quatre onces d'huile de muscade pure, la mettre en un matras à long col et verser dessus de l'esprit de vin tartarifié à l'éminence de quatre doigts et mettre à digérer au bain-marie a chaleur lente. Retirer l'esprit par inclinaison, dès qu'il est teint et recommencer l'opération avec d'autre esprit jusqu'à ce qu'il ne tire plus de teinture. Il faut alors laver le résidu dans une écuelle, à l'eau bouillante, tant que la masse soit inodore et blanche, car ce sera le corps du baume, qu'on peut colorer par cuisson, avec quelque plante inodore et neutre. Pour préparer ce baume, il le faut incorporer avec son huile aromatique, pour le rendre en forme de baume onctueux et lui donner la vertu qu'on en exige.

Quant à l'huile de muscade mêlée à l'esprit de vin tartarifié, il faut la distiller au bain-marie, jusqu'à consistance de miel, pour en tirer l'esprit, et ainsi on aura l'extrait de la noix muscade rempli du meilleur de son essence intime et un esprit doué de son huile et de son sel volatil. Ces remèdes réjouissent l'estomac, le cerveau et la matrice, ils dissipent les flatulences, font digérer, corrigent l'haleine mauvaise, fortifient l'embryon et guérissent les syncopes, les palpitations et obstructions.

Distillation de l'écorce de canelle

Cette préparation pourra servir d'exemple pour les écorces aromatiques telles que celles de citron, orange, etc..., et aussi pour les noix de muscade, le girofle, le poivre et autres aromates.

Concasser en poudre grossière quatre livres de canelle rouge, d'odeur forte et suave et d'un goût piquant et astringent, qu'il faut mettre en une cruche de grès. Verser dessus douze livres d'eau de pluie et une demi-livre de salpêtre et laisser macérer durant quatre jours. Vider ensuite toute la matière en une vessie de cuivre étamée avec douze livres de nouvelle eau. Placer la vessie au fourneau, avec son réfrigératoire et un récipient, en lutant bien les jointures. Donner d'abord feu moyen, de façon que chaque goutte se suive sans interruption ; l'huile et l'esprit monteront ; il faut continuer ainsi tant que l'eau qui montera soit sans force.

Avoir soin de rafraîchir souvent l'eau, pour mieux condenser les esprits. La distillation étant finie, séparer l'eau de l'huile qui sera au fond du récipient en très petite quantité, et contient la principale vertu de la canelle. Pour mieux diviser cette huile concentrée, il la faut mêler avec du sucre en poudre, et elle se mêlera avec l'eau.

Cette huile provoque les menstrues, réconforte, fait digérer, fortifie l'estomac et la matrice.

Sa dose est d'une demi-goutte dans quelque liqueur. L'eau est très bonne mais moins efficace, sa dose est d'une ou deux cuillerées.

Teinture de canelle

Mettre en un matras quatre onces de canelle concassée et verser dessus une livre de bon esprit de vin, adapter un autre matras au premier pour faire un vaisseau de rencontre bien luté. Faire digérer pendant trois ou quatre jours à lente chaleur ; l'esprit deviendra rouge ; le verser par inclinaison, filtrer et garder en fiole bouchée. Cette teinture a presque les mêmes vertus que l'huile, sa dose est d'une demi-cuillerée dans une liqueur appropriée.

On peut réduire cette teinture en extrait par la distillation, et sa vertu en sera beaucoup augmentée.

De la sublimation des fleurs de benjoin et de son huile

Mettre quatre onces de beau benjoin en un pot de terre vernissé, ayant un rebord et lui adapter un cornet de papier fort qui joigne bien et soit haut d'un pied ; son ouverture doit être mesurée sur celle du pot pour pouvoir les lier ensemble avec une ficelle circulaire.

Placer le pot au feu de sable doux pendant une demi-heure, délier le cornet pour en retirer les fleurs qui y sont montées et remplacer de suite ce cornet par un autre déjà préparé. Continuer et recommencer ce manège de demi-heure en demi-heure, tant que les fleurs commenceront à se charger d'huile.

Alors, cesser le feu et garder ces fleurs en vase fermé.

Distiller ce qui reste dans le pot, en une cornue de verre, au feu de sable par degré ; il en sortira une huile épaisse et odorante qui est excellente pour les plaies et ulcères.

Les fleurs sont bonnes aux maux de bronches et poumons et pour les asthmes; la dose est de quatre à six grains dans quelque pâte sucrée, ou confitures.

Préparation de l'aloès

Prendre demi-livre d'aloès succotin et le mettre en cucurbite de verre, puis verser dessus une livre et demie de suc de violettes ; couvrir la cucurbite d'un chapiteau aveugle et la mettre en digestion durant 48 heures. Quand l'aloès sera dissoute, verser le tout par inclinaison et filtrer, puis évaporer dans une écuelle au bain vaporeux pour la réduire en masse de laquelle on fera des pilules du poids de 6 ou 8 grains, dont on prend une seule avant souper. L'aloès est hépatique, anti-bilieux, vermifuge et fortifie le ventricule.

Préparation de l'opium

L'opium est le suc concentré du pavot, il se tire par incision des têtes de pavot un peu avant leur maturité et celui-ci est préférable à celui qu'on tire par expression de la plante entière.

Il faut couper en tranches minces ce suc brun et luisant, qu'on étend dans un plat de terre vernie ; le placer sur un petit feu de charbon en remuant souvent l'opium qui se ramollira d'abord et après se solidifiera. Continuer le feu jusqu'à ce que la matière devienne friable aux doigts, mais éviter les fumées nuisibles. Mettre ensuite l'opium torréfié en un matras, avec de la rosée distillée, jusqu'à l'éminence de quatre doigts, boucher le matras et mettre en digestion au bain-marie durant quatre jours, et l'eau deviendra d'un rouge brun.

Verser cette teinture dans un autre vaisseau et remettre d'autre eau de rosée sur la matière, pour achever d'extraire la teinture, filtrer le tout et évaporer au bain-marie jusqu'à consistance d'extrait.

Les vertus de l'opium ainsi préparé sont l'apaisement des nerfs, l'arrêt de la diarrhée ; il donne le sommeil et adoucit l'acromonie des humeurs. Sa dose est de un demi-grain à deux grains.

A défaut de rosée on peut se servir d'eau de pluie distillée.

Observation sur la distillation des plantes du genre de la petite centaurée, l'absinthe, la rue, la mélisse, la menthe, la valérianne, la fleur de tillot, etc..., et toutes celles dont la nature est sèche et balsamique au moment où il les faut cueillir.

Ces plantes doivent être pilées grossièrement au mortier, après avoir été coupées en morceaux ; ajouter dix livres d'eau pour chaque livre de la plante, si l'on veut les fermenter et distiller pour en tirer l'esprit; procéder au reste comme il est indiqué dans le chapitre spécial des préparations. Mais s'il ne s'agit simplement que de tirer par distillation l'huile éthérée et l'eau spiritueuse de la plante il faut seulement la distiller étant hachée et coupée très menu avec dix livres d'eau de la plante, sans aucune infusion, macération ou fermentation préalables.

De la médecine du « Flos-cœli » ou « nostoc », d'après Quesnot (1700 environ)

Le Flos-cœli, dit Quesnot, n'est autre chose qu'une vapeur qui sort de la terre au temps des équinoxes, du 20 mars au 21 avril et du 21 septembre au 22 octobre. Il sort de terre avant le lever du Soleil (en produisant un bouillonnement), sous forme d'une sève épaisse ayant une odeur de soufre, et il prend diverses formes selon la nature de la terre. Il se coagule en forme de verre transparent de couleur émeraldine, ce qui a fait dire à plusieurs philosophes, pour le cacher, qu'il était leur vitriol (vitri-oleum). Il en est de grandes feuilles minces qui se trouvent plus volontiers dans les lieux sablonneux. Il le faut cueillir en lieu exposé au levant, quelque temps avant le lever du Soleil, car la chaleur le volatilise.

Voici sa préparation. — Une fois cueilli, il faut le laver doucement en eau de fontaine et l'essuyer avec délicatesse ; puis il faut l'étendre sur un linge blanc et le laisser sécher jusqu'au lendemain. Cela fait, pilez-le dans un mortier et le mettez en un vaisseau de verre bien luté et laissez-le reposer pendant 40 jours sans feu, enfoui dans le sable. Après ce temps, il le faut comprimer par la presse pour en extraire la liqueur couleur de sang en laquelle il s'est résolu pendant ces 40 jours.

Mettez cette liqueur dans un alambic de verre jusqu'à moitié plein, lutez-le en y adaptant un récipient de même dimension, et exposez le tout à l'air, au jour, à la nuit et aux influences célestes, et l'eau distillera d'elle-même, claire et limpide, en quantité dix fois moindre que la première liqueur ; cette distillation dure environ quarante jours.

Çette eau est, selon Quesnot, un dissolvant universel, anodin et vivifiant qui rompt les calculs de la vessie. Si l'on en veut faire un grand arcane, il faut la cuire en un matras clos, au bain vaporeux ; ce matras doit avoir sa rencontre, et un pélican serait même préférable. Dans cette lente circulation, la matière se cohobera sur elle-même et finira par se congeler sous forme cristalline. On peut aussi procéder par lente distillation, en cohobant l'esprit sur son résidu par sept fois ; mais ce procédé est plus long et moins profitable.

Les cristaux se diviseront d'eux-mêmes et il les faudra conserver en vase clos ; cette poudre contient en soi la vertu éthérée de toutes les substances vivantes et est propre pour la conservation de notre chaleur naturelle et de notre humide radical. Quesnot prétend que c'est là le vrai *Mercure des philosophes* et le dissolvant naturel de l'or ; mais, personnellement, nous avons le regret de ne pas partager cette opinion.

LES POIDS ANCIENS COMPARÉS AUX MODERNES

MESURES ANCIENNES	ÉQUIVALENCES	VALEUR EN POIDS MODERNES
Livre de médecine....	12 onces............	367 gr.
Livre marchande.....	16 onces ou 2 marcs..	489 gr.
Demi-livre	6 ou 8 onces.........	186 ou 245 gr.
Once	8 gros...............	30 gr. 59
Demi-once ou lot ou loton	4 gros	15 gr. 30
Gros ou dragme	3 scrupules..........	3 gr. 82
Demi-gros	36 grains............	1 gr. 91
Scupule	24 grains............	1 gr. 27
Demi-scrupule	12 grains............	0 gr. 64
Grain		0 gr. 05

Nota : Les préparations nécessitent la livre de médecine ancienne.

Préparations chimiques des plantes selon Lefébure (1630 environ)

Préparation des plantes succulentes nitreuses, du genre de la pariétaire, fumeterre, pourpier, bourrache, buglosse, mercuriale, morelle, etc..., pour en extraire les cinq principes constitutifs, séparément.

Prendre une grande quantité de l'une de ces plantes et la battre par fractions en un mortier de marbre, pour la réduire en bouillie ; presser cette bouillie dans un sac de crin, d'étamine ou de toile, et couler tout le suc par un couloir de toile serrée. Faire reposer de façon qu'il dépose, et verser doucement le clair dans des cucurbites de verre, qu'on mettra au bain-marie, si l'on veut obtenir un bon extrait et une eau faible, car le bain-marie ne peut élever le sel essentiel nitreux qui demeure au fond du vaisseau, mêlé avec le suc épaissi ou extrait.

Mais si l'on veut une eau susceptible de se conserver longtemps et qui soit animée de son sel spiritualisé, il faut mettre les cucurbites au sable, car ce feu est capable d'élever et de volatiliser la plus subtile partie du sel et de le faire monter, sur la fin de la distillation, avec la vapeur d'eau.

Il faut se méfier que la chaleur ne dessèche pas trop la matière et qu'elle ne soit trop violente, et avant la fin de l'opération, il faut prendre garde à l'entière défécation du suc, c'est pourquoi il faut couler ce suc ainsi dépuré à travers le couloir de drap, qu'on nomme vulgairement *blanchet*.

Une fois le suc purifié, il faut continuer la distillation avec le feu qu'on a choisi au début, jusqu'à ce que ce suc soit réduit en sirop qu'il faudra mettre à la cave ou en lieu froid pour faire cristalliser le sel essentiel nitro-tartareux, qui se séparera du suc. Il faut ensuite verser ce suc, doucement, pour le remettre au bain-marie ou de sable et achever de l'évaporer en forme d'extrait qui, s'il a été cuit au bain-marie, contiendra encore beaucoup de sel, et qui servira dans les opiats ou autres remèdes, selon le but du médecin et la nature de la plante qui l'aura fourni.

On aura ainsi l'eau distillée, le suc purifié en extrait, et le sel essentiel.

Pour préparer le sel fixe, il faut sécher le marc ou résidu qui reste après l'expression du suc ; puis il faut le calciner jusqu'à réduction en cendres claires, qu'il faut lessiver avec de l'eau de pluie ou de fontaine et filtrer au travers de papier brouillart, peu collé, afin que la liqueur passe en peu de temps. Quand le premier sel est tiré, il faut lessiver le marc avec de nouvelle eau pour enlever d'autre sel, jusqu'à ce que l'eau soit insipide.

Après qu'on aura mêlé toutes les lessives filtrées, on les évapore en des écuelles de terre, sur le sable, jusqu'à pellicule, puis il faut agiter doucement la liqueur avec une spatule, jusqu'à ce que le sel apparaisse desséché. Mettre ce sel en un creuset pour le réverbérer au four à vent jusqu'à ce qu'il devienne rouge et cependant sans qu'il fonde ; tirer le creuset du feu, le laisser refroidir et dissoudre le sel dans l'eau tiède de la plante pour le filtrer encore. Mettre ce sel dissous dans une cucurbite de verre munie de son chapiteau et retirer l'eau de ce sel au feu de sable, jusqu'à pellicule ; cesser le feu et faire cristalliser en lieu froid et continuer ces opérations jusqu'à ce que tout le sel soit extrait.

Ce sel purifié, mêlé avec l'eau tirée de sa plante, la rend plus active et efficace et plus durable, de sorte qu'elle se peut conserver plusieurs années, sans rien perdre de sa vertu ; la proportion du mélange est de deux dragmes de sel pour une pinte d'eau.

Ce sel est un laxatif doux, il évoque les urines et ouvre les obstructions des parties basses, mais sa vertu particulière dépend de la plante dont on l'a tiré.

Les sels nitro-tartareux se peuvent purifier par plusieurs dissolutions en eau commune, qu'on coule sur les cendres de la plante: on évapore l'eau dans une terrine, non pas jusqu'à pellicule, mais en faisant évaporer les deux tiers de l'eau qu'il faudra verser chaude dans une autre terrine sans troubler le fond. Retirer l'eau qui surnagera les cristaux et réitérer l'évaporation jusqu'à réduction de la moitié de l'eau et continuer ainsi jusqu'à ce que tout le sel soit cristallisé.

Préparation des plantes succulentes qui contiennent un sel essentiel volatil, pour en extraire les cinq principes constitutifs.

La préparation des plantes succulentes qui ont un goût âcre, piquant, aromatique et ont en elles un sel essentiel volatil, comme le *cresson*, le *sium*, le *sisymbrium*, les *roquettes*, la *berle*, le *cochléaria*, la *moutardelle*, la *moutarde* et autres, diffère peu de la préparation des plantes nitro-tartareuses.

Ce travail demande une attention particulière, car s'il se prolonge par trop, l'esprit salin, volatil et subtil, s'envole à la chaleur et emporte avec lui la vertu de la plante.

Il faut cueillir ces végétaux lorsqu'ils sont récemment montés et commencent à former les ombelles de leurs fleurs et ne pas laisser passer ce temps où leur sel essentiel est exalté.

Pour le reste, il faut se conformer aux opérations précédentes, et surtout ne pas mettre le sel essentiel volatil au creuset, car il s'évanouirait.

Comment on peut obtenir l'esprit des plantes succulentes, susdites, qui ont un sel essentiel volatil

Prendre une certaine quantité de l'une de ces plantes et la monder de tout ce qu'il y aura d'étranger.

Piler par fractions, en mortier de marbre et mettre le tout de suite en un grand récipient de verre ou un grand ballon, verser dessus de l'eau chaude jusqu'à l'éminence d'un demi-pied, puis boucher le col du ballon avec un vaisseau de rencontre. Laisser reposer deux heures, puis ajouter de nouvelle eau tiède seulement, afin de tempérer la chaleur qui devra être analogue à celle du corps humain, la meilleure pour la fermentation. Si cette chaleur était trop forte, les esprits seraient volatilisés promptement; si elle était trop faible, elle n'aiderait pas assez le travail de la fermentation et la division des parties substancielles ne pourrait se produire.

Il faut alors joindre à la matière de la levure de bière ou de la farine dissoute avec du levain à pain, qui a déjà fait monter la farine.

Le vaisseau ne doit être plein qu'à demi, car le ferment fait lever la matière. Quand l'effervescence est passée, il faut laisser agir doucement le levain, jusqu'à ce que la croûte formée à la surface commence à s'affaisser et à s'écouler, ce qui a lieu, généralement en deux ou trois jours en été et quatre ou cinq en hiver. Sitôt ce signe apparu, il faut mettre prestement la matière dans une vessie de cuivre étamé couverte de sa tête de more et dont les jointures soient bien lutées. L'eau qui rafraîchit le canal doit être entretenue pour condenser les vapeurs. Donner le feu par degrés jusqu'à ce que les gouttes se suivent de près, arrêter alors le feu lentement quand ce qui distillera sera insipide, et ce sera le signe de la fin des opérations.

La dose de l'esprit est de six à vingt gouttes dans du bouillon; celle du sel volatil est de cinq à vingt grains dans l'eau de la plante. Ces sels sont puissamment anti-scorbutiques, résolutifs et dissolvants, mais par-dessus tout, l'esprit et le sel de cochléaria, préparés comme les plantes nitro-tartareuses.

On peut comparer cette préparation à celle que donne Glaser, sur le cresson.

Préparation de l'eau anti-scorbutique royale

Laver une demi-livre de racines de moutardelle et les couper en tranches fort minces; les mettre dans une grande cucurbite de verre avec trois livres de cochléaria marine et de jardin, une livre et demie de cresson alénois et de cresson d'eau, et une livre de scabieuse succisa ou mors-diable.

Verser dessus, douze livres d'eau ayant bouilli deux heures

avec des tranches de concombre en quantité suffisante et quatre livres de vin du Rhin, si possible. Distiller au bain-marie jusqu'à ce que rien ne monte plus.

Mettre cette eau dans des fioles à col étroit bien bouchées ; elle est admirable pour rectifier la masse du sang et contre l'hypocondrie ; elle chasse les urines et fait transpirer, rétablit les fonctions du ventricule et rappelle l'appétit.

La dose est depuis deux jusqu'à six onces pris le matin à jeun.

Préparation de la cochléaria pour en obtenir l'esprit et l'extrait

Mettre en une vessie de cuivre étamé, quatre livres de racines de moutardelle, coupées en fines tranches, six livres de semences de cochléaria de jardin, huit livres de cochléaria marine et dix livres de celle de jardin, le tout haché et écrasé menu ; verser dessus de bon vin blanc de façon que tout soit noyé, couvrir la vessie de sa tête de more et luter bien les joints.

Adapter un récipient commode et donner le feu comme pour distiller le vin. Lorsque l'esprit deviendra faible, il ne faudra pas le mêler au précédent. Continuer le feu jusqu'à ce que les gouttes soient insipides et cesser le feu.

On prendra le premier esprit dans du vin blanc, depuis dix à quarante gouttes.

Il purifie la masse du sang par élimination et pénètre jusqu'aux dernières digestions en nettoyant tous les organes. Il sera prudent de se purger auparavant avec l'extrait suivant.

Il faut passer ce qui reste dans la vessie pour en extraire la liqueur qu'on devra filtrer ; sécher et calciner en cendres les résidus dont on tirera le sel selon l'art. Évaporer ensuite la liqueur en sirop épais et y joindre le sel déjà obtenu.

La dose de cet extrait est depuis une demi-dragme jusqu'à trois.

De la racine d'aunée ou campane, ou enula campana

Il faut arracher cette plante au début du printemps, lorsque les œilletons commencent à pousser ou les pointes aiguës qu'elle pousse hors de terre à ce moment. Il faut prendre une bonne quantité des racines d'énula quand cette plante est tendre et succulente, les bien laver et couper en morceaux de la longueur du doigt et les mettre en une cucurbite au feu de sable avec suffisamment d'eau pure. Couvrir la cucurbite de son chapiteau avec un récipient et luter les joints.

Donner feu par degrés et augmenter peu à peu jusqu'à ébullition et que les racines soient très cuites ; les égoutter et tamiser en purée, que l'on devra confire avec du sucre cuit dont on fera des confitures excellentes pour les maux de la rate et de la poitrine.

Mais il reste l'esprit saturé du sel de la plante ; quand le chapiteau sera envahi par des vapeurs blanches, il s'attachera du sel à son col ; déluter ce chapiteau et y substituer un autre pareil pour y recevoir d'autre sel. Ce sel doit être détaché avec une plume et dissous dans l'esprit déjà distillé.

On pourra faire de l'extrait d'énula comme nous l'avons indiqué pour d'autres plantes.

Ce remède est bon pour les asthmes et pour évacuer les humeurs du ventricule, de la rate et des bronches. Cette préparation peut servir d'exemple pour la valériane, l'impératore, la carline et le contrayerva.

De la racine de grande consoude

Après avoir parlé des racines aromatiques, il faut considérer celles qui sont insipides et mucilagineuses, mais qui, cependant, ont une vertu efficace cachée dans leur suc épais. Ce remède est remarquable dans les crachements de sang ; extérieurement, il résout les contusions, fortifie les ligaments et les jointures dans les luxations de tous genres.

Quoique cet extrait se puisse faire de la grande consoude seule, il est préférable de lui adjoindre les racines, feuilles et fleurs de la consoude sarrazine, de la consoude moyenne ou bugle, de la petite consoude ou prunella et les semences de millepertuis qui font un sel balsamique.

Prendre deux livres de racines de la grande consoude et autant des racines, herbes et fleurs des espèces sus-nommées qu'il faut moudre et laver. Puis battre au mortier, tant que tout soit en bouillie à laquelle on ajoutera une demi-livre de semences de millepertuis écrasées avec un peu de vin blanc; joindre au tout une livre de mie de pain de seigle et autant de mie de pain de froment. Mêler tout et imbiber d'un peu de vin blanc pour éclaircir la pâte, qu'il faudra mettre en un matras à long col auquel on adaptera un autre matras à l'envers; luter ces vases avec soin et les mettre au bain vaporeux, digérer à lente chaleur jusqu'à ce que la matière soit de couleur rouge sang. Laisser refroidir le fourneau, déluter et couler la matière par un couloir le linge; presser fortement le résidu, mettre le liquide exprimé au bain vaporeux pour faire une nouvelle digestion, car la liqueur se purifiera mieux, laissant au fond un sédiment inutile. Verser ce qui est clair doucement et continuer la digestion en séparant de temps en temps ce qui se clarifie à la surface. Mettre la liqueur dépurée dans une cucurbite au bain vaporeux ou marie, et en distiller les deux tiers et ce qui restera au fond est l'extrait balsamique ou sang de la consoude qui guérit les ulcères internes et les hernies et les plaies. Sa dose est depuis un scrupule jusqu'à une dragme dans son eau distillée ou dans du vin blanc, pendant douze jours au moins et quarante jours au plus.

De la racine de Satyrion

Pour faire l'extrait des racines de satyrion, il faut opérer comme pour la consoude, sans addition de pain, ni de vin, mais en ajoutant pour chaque livres de matière, une dragme de bon ambre gris, qu'on fera digérer. La dose est la même que pour l'extrait de consoude et ce remède est bon pour fortifier la matrice et rendre fertile la génération, d'où vient son nom.

De la racine de fougère mâle

Cette racine se doit arracher au début du printemps, alors qu'elle se manifeste par une petite production jaunâtre hors de la terre. Laver et nettoyer quarante livres de cette racine, la couper en morceaux et la battre en un mortier; puis le mettre en un tonneau de quinze ou vingt seaux et verser dessus douze seaux d'eau chaude en remuant. Ajouter en deux seaux contenant de la farine de seigle délayée avec levure de bière ou de pain, de la matière du tonneau, et quand elle fermentera, il faudra la remettre dans le tonneau qu'on couvrira après avoir agité.

Après l'action fermentative, laisser reposer deux jours, distiller la liqueur en plusieurs fois par la vessie et quant tout sera distillé, il faut remettre la partie distillée dans la vessie pour rectifier l'esprit. Garder à part le premier comme plus efficace et ne pas mêler le second avec le troisième et ainsi de suite, jusqu'au flegme insipide. Cet esprit est apéritif et désopilatif, il ouvre les obstructions des viscères, mais surtout celles de la rate et de la matrice.

La dose est depuis une demi-dragme jusqu'à deux dragmes pour le premier esprit; augmenter d'un tiers pour chaque eau suivante.

Se prend dans du bouillon végétal.

L'extrait de la coloquinte

Mettre en un matras de la coloquinte réduite en poudre grossière et l'imbiber peu à peu de vinaigre distillé et d'une demi-once de sel de tartre de Sennert pour chaque livre de vinaigre.

Quand la matière sera imbibée, remettre du vinaigre à l'éminence de quatre doigts. Mettre digérer aux cendres, durant huit jours et agiter le vaisseau rempli à la moitié quatre fois par jour.

Au bout de ce temps, couler et presser le tout et remettre le marc en digestion ; faire cette opération trois fois, pour avoir le meilleur de la coloquinte. Évaporer le suc distillé jusqu'à ce qu'il soit épais comme de la gomme.

Cet extrait est anti-scrofuleux, il chasse les sérosités et humeurs froides et calme les douleurs. Sa dose est depuis deux grains jusqu'à un scrupule dans du vin d'Espagne.

Élixir des écorces de citrons et d'oranges

Il faut couper les écorces très finement et les mettre dans un vaisseau de rencontre avec très peu d'ambre-gris et encore moins de musc du Levant et une suffisante quantité de sucre.

Verser sur le tout de lesprit obtenu de la distillation des écorces passées dans du vin blanc ; cet esprit doit être très ardent. Boucher et luter les jointures et mettre en digestion au bain vaporeux pendant trois jours, au bout desquels on laissera refroidir le vaisseau. Couler et presser son contenu et filtrer en vase couvert et conserver cet esprit en vase clos. C'est un cordial puissant et qui fortifie le cœur et surmonte les syncopes. L'élixir des écorces d'oranges est plus efficace aux femmes qu'aux hommes ; leur dose est depuis un scrupule jusqu'à une dragme, dans de l'eau distillée.

Vertu de la liqueur des plantes

Cette liqueur est la meilleure préparation qu'on puisse faire des plantes, hors la quintessence. Elle est plus efficace que l'eau tirée par infusion ou décoction.

On peut donc considérer les précédentes opérations, pour la plupart empruntés à Glaser, comme d'excellentes préparations.

On doit administrer ces médicaments dans des juleps, tisannes ou bouillons appropriés, qui leur servent de véhicules.

Les liqueurs se conservent mieux, étant mêlées avec du sucre en poudre, à raison de quatre onces de sucre par livre de liqueur.

Préparation des liqueurs selon Léfébure

Léfébure, fidèle disciple de Paracelse, prétend que la liqueur des plantes est infiniment plus efficace si elle est obtenue par digestion et voici le procédé général qu'il donne : battre au mortier de marbre et réduire en bouillie impalpable, une suffisante quantité d'une plante quelconque. Mettre cette bouillie en un matras à long col, de façon que le tiers de ce matras soit vidé ; il faut alors le sceller du sceau d'*Hermès* et le mettre digérer au bain-vaporeux, fait avec sciure de bois, pendant un mois philosophique, soit quarante jours. Au bout de ce temps, tirer la matière du matras, elle sera réduite en liqueur qu'il faut passer par le linge et remettre digérer au bain-marie pour en séparer les impuretés qui resteront au fond du vase ; verser le clair par inclinaison ou filtrer au travers du coton dans l'entonnoir de verre.

Il faut mettre cette liqueur dans une fiole et lui joindre son sel fixe qu'on tirera par expression de ce qui reste de la plante ; le mieux est de réduire en cendre le caput-mortum et d'en tirer le sel par lessive, qu'on fait évaporer. Ce sel, joint à la liqueur, augmente sa durée et sa vertu.

DU « PREMIER-ÊTRE » DES PLANTES SELON LÉFÉBURE

De cette liqueur, on peut extraire le *premier-être* de la plante en le purifiant au suprême degré. Il faut pour y arriver, mettre dans un matras autant de la liqueur de la plante, que d'eau salée ou sel résout ; sceller alors le matras du sceau d'Hermès, l'exposer au Soleil pendant quarante jours, sans autre travail, et l'eau saline séparera toutes les hétérogénéités et limosités qui altéraient cette noble liqueur. En ce temps, on verra trois séparations distinctes : 1° les fèces de la liqueur de l'herbe ; 2° le premier-être de la plante qui est vert et transparent comme l'émeraude, ou clair et rouge comme le grenat oriental ; 3° l'eau saline empreinte du soufre impur de la plante. Il ne reste alors qu'à séparer le *premier-être* de la plante en opérant avec adresse.

DE LA VERTU DU « PREMIER-ÊTRE » DES PLANTES

Paracelse, homme génial, mais exalté et énigmatique, a dit, de la vertu du *premier-être* des plantes, de telles choses, qu'on eut pu le croire fou, si, paraît-il, ses affirmations n'eussent été expérimentées par plusieurs de ses disciples.

Parmi eux, Léfébure est certes l'un des plus consciencieux et des plus habiles, il comprit une grande partie des secrets effleurés par les maîtres, et ses travaux sont une garantie de la valeur de ses enseignements. Or, voici, après Paracelse, ce que Léfébure dit des effets du premier être des plantes.

« *Sans doute, pour prévenir la surprise de ceux qui s'en servi-*

ront, Paracelse ne craint pas de les avertir que dès les premiers temps de l'emploi du remède, le malade voit, premièrement, tomber ses ongles ; qu'ensuite tout le poil du corps et aussi les dents lui tombent, qu'enfin la peau se ride, se dessèche et, peu à peu, tombe en écailles ; et ceci est appelé le RENOUVELLEMENT ».

Il semble vouloir insinuer, que cette panacée pénètre entièrement le corps humain et le remplit d'une nouvelle vigueur, car les parties extérieures, qui sont comme un produit excrémentiel de la mixtion ou digestion, tombent d'elles-même, sans aucune douleur. Mais Paracelse fait cesser l'usage du remède, dès que la peau commence à tomber, parce que, dit Léfébure, c'est un signe universel car l'action du *renouvellement* s'est étendu par tout le corps, détruisant les parties vieilles et impures, en ressuscitant de nouvelles : c'est pourquoi la vieille écorce se désagrège, et se détache, chassée qu'elle est par la peau neuve qui se forme à sa place.

« *Je sais, ajoute Léfébure, que les vertus attribuées à ce remède, passeront pour ridicules parmi le vulgaire des savants et même parmi ceux qui se prétendent physiciens : et cela tant à cause que la philosophie du Cabinet n'est pas capable de comprendre ce mystère de nature, que parce qu'ils ne sont convaincus, les uns et les autres, par aucune expérience.*»

Puis Léfébure, pour convaincre les incrédules, cite deux cas ou l'emploi du premier-être de la *mélisse* produisit les curieux effets sus énoncés.

Il s'agit d'un ami de Léfébure qui, ayant absorbé du *premier-être* de la *Mélisse*, et ayant constaté sur lui-même tous les phénomènes annoncés par Paracelse, voulut pour être pleinement convaincu, en faire l'essai sur une vieille servante d'environ soixante-dix ans, qu'il avait à son service. Il lui fit donc prendre, tous les matins à jeun, un verre de vin blanc coloré de ce remède ; elle n'en prit que durant douze jours, et avant ce temps expiré, ses règles lui revinrent aussi normales qu'en l'âge pubère, et cela l'effraya tant que son maître n'osa pousser plus loin l'expérience. Mais la curiosité le poussant, il voulut connaître l'effet du remède sur les animaux. En conséquence, il trempa dans le breuvage préparé, des graines dont se nourrissait une vieille poule, et lui en fit manger pendant huit jours; vers le sixième, la poule fut déplumée complètement, mais avant la quinzaine écoulée, les plumes lui repoussèrent plus belles et mieux colorées qu'auparavant, et elle pondit des œufs, plus qu'à l'ordinaire.

De cela, Léfébure conclut que les incrédules peuvent aisément se convaincre en expérimentant eux-mêmes, pourvu toutefois, qu'ils soient capables de comprendre et d'exécuter le procédé qu'indique Paracelse.

Nota. — Il apparaît que les spagyristes n'ont pas souvent recours à l'*expression* pour séparer le suc des plantes, et ils sont unanimes à prétendre que par la fermentation préalable, on obtient un suc dont les vertus sont plus évoluées, plus mûres et plus exaltées que par la simple expression. Toutefois, ainsi que nous l'avons fait observer, certaines plantes aqueuses ou insipides échappent à la fermentation, leurs principales qualités étant, par leur nature superficielle même, dans leur fraîcheur.

Préliminaires à l'Art spagyrique

Ce que nous avons dit des principes de la chimie ancienne ordinaire, se peut aisément découvrir par la lecture des nombreux ouvrages de chimie anciens, pour peu, toutefois, que l'on sache distinguer, parmi les auteurs, ceux dont le savoir est le plus éclairé.

Mais, en ce qui regarde l'Art spagyrique, les maîtres qui en ont traité avec vérité, l'on fait sous tant de réserve et d'obscurité, que la lecture de leurs ouvrages, exige de la part de l'étudiant, non seulement une prédisposition naturelle vers ces abstractions, mais encore une initiation qui ne se peut acquérir que par un long travail, dans lequel seule, la notion très nette des lois universelles est susceptible d'apporter la lumière.

L'intuition animique et intellective est indispensable à la compréhension intime de l'art spagyrique.

La notion profonde des *arcanes* ne se peut acquérir par la simple raison qui est limitée au contrôle imparfait des sens physiques ; la seule voie d'élection est animique, *car l'âme est principe divin.*

L'adepte doit dégager son âme de sa gangue matérielle et instinctive, *avant que de pouvoir extraire l'âme de la matière.*

La distillation spagyrique est une analogie matérielle de la purification morale.

L'évolution morale est une distillation psychique.

Le germe de vérité ne peut éclore que par le ferment de la foi.

Des principes secrets de la chimie spagyrique

Les feux artificiels et actuels dont nous avons fait mention, sont aussi ceux qu'emploie la chimie spagyrique; seulement, dans cette dernière, leurs degrés de chaleur sont plus précis, plus stables, plus subtils, leur durée est plus longue et leur régime plus varié. Mais en dehors de ces feux artificiels, les maîtres connaissent d'autres feux naturels et potentiels, que l'on nomme *feux froids* parce que leur chaleur est négative, latente, nterne et inhérente à leur nature; ce sont des *feux secrets,* non comburants, mais seulement chauds et de la nature du soufre(2e principe). Ces feux sont dits *philosophiques* parce qu'ils ne sont vraiment connus que des adeptes.

Le feu artificiel de charbon est actuel et contre nature; ce feu brûle, calcine, sublime, volatilise et dessèche; ce même feu, tempéré par l'eau, devient un feu générant, humide et chaud, de la nature de l'Air au printemps, et c'est ici le feu le plus propre aux opérations de nature.

Parmi les feux froids, certains auteurs en distinguent trois sortes, dont voici les types réalisés :

1t L'huile de vitriol et de soufre faite par la cloche (*qui ne font qu'un*). 2t L'essence de sel commun et de nitre qui se concentrent par le moyen du *métallus-primus*, qu'il faut dissoudre dans ces esprits, le distiller, le sublimer et enfin procéder par résolution réitérée, jusqu'à ce qu'on obtienne une huile épaisse et pesante qui a d'admirables propriétés.

Cette huile, fixe et mûrit les métaux imparfaits, et réduit les végétaux *en leur première matière*; ce dont nous parlerons davantage au chapitre des ALKAESTS.

Parmi les feux froids, il en est qui sont acides, et ceux-ci détruisent les végétaux, mais ils peuvent contribuer à perfectionner les minéraux mercuriels, tandis que les feux permanents et naturels, sulfureux et chauds, conviennent aux minéraux sulfureux et conservent les semences des végétaux dans toute leur force. « *Similia similibus junguntur et dissimilia respuunt.* »

Les feux sulfureux ont leur siège dans le principe oléagineux des végétaux et minéraux, mais pour devenir feux, il les faut exalter par art spagyrique. Presque tous les sels fixes et surtout le nitre peuvent fournir ces feux, par lesquels, ensuite, on peut tirer et fixer ceux des végétaux.

L'huile puante de tartre distillée et traitée par l'art, excède toutes les huiles végétales. Les sels fixes tirés du résidu par calcination et lessive, et traités par l'esprit de vin, donnent un esprit puissant et subtil dont nous traiterons ultérieurement.

La base physique de tous les mixtes est faite de *terre* et d'*eau ;* leur principe générant, évolutif et vital est constitué par le *mercure* et le *soufre;* le *sel*, principe neutre équilibrant, unit l'esprit et l'âme (mercure et soufre), au corps matériel (terre et eau).

La Quintessence ou *premier-être* est la partie la plus subtile du mercure et du soufre, unis par le sel volatil et animés de l'*Esprit céleste* ; c'est cette Quintessence empreinte de l'*Idée divine* et qui contient en elle virtuellement la *forme*, que l'art spagyrique se propose d'extraire des mixtes.

Après l'extraction de la quintessence et la séparation du flegme, il ne reste au fond du vase que la terre morte contenant le *sel fixe*. La constitution physique des mixtes est donc faite de *deux principes essentiels*, *d'un principe neutre moyen*, et de *deux éléments passifs et matériels*. Néanmoins, les éléments qui ont engendré ces principes se manifestent dans la nature des *mixtes* et c'est ainsi que les uns sont de nature *ignée*, d'autres *aérienne*, d'autres *aqueuse* et d'autres *terrestre* ; mais leur analyse, par les *qualités* est plus rationnelle, car le Chaud fait le Soufre, l'Humide fait le Mercure et le Sec fait le Sel ; le Froid, mode atonique ; ne crée rien, mais il réside dans la *terre* et dans l'*eau*.

Avant donc d'opérer sur un mixte, il en faut déterminer la nature élémentaire pour savoir ce que l'on en peut tirer.

Il existe un feu naturel et artificiel, qui est la cause potentielle de l'évolution de la matière, car tout principe évolutif et générant naît de l'*Humidité chaude* aérienne, qui est de la nature du Printemps. Ce feu se fait dans un trou en terre que l'on remplit d'un mélange de foin et de paille hachés, avec de la chaux vive ; il faut arroser le tout d'eau chaude et y enfouir le vase clos contenant la matière. Voilà le principe de l'*évolution de la matière*, par lequel les Sages provoquaient l'animation et l'involution des atomes jusqu'à une latitude spirituelle.

La chaleur du Soleil est également un puissant agent d'évolution molléculaire.

Le bon et savant Annibal Barlet (1650) «*ce nom est décidément synonyme de Modestie*» dit que l'usage des courges ou cucurbites et du bain-marie, convient aux choses de légère mixtion, et que le feu de sable et de cendres est destiné aux corps durs comme racines, bois et semences. Le réfrigératoire sert pour les uns et les autres, mais il faut les faire macérer dans leur propre menstrue s'il se peut, ou dans un menstrue de même nature. Dans la distillation des herbes *chaudes*, le feu doit être prompt au début, car, autrement, on n'en tirerait que du flegme, dit Barlet.

Par la retorte ou cornue, on tire les eaux et huiles des bois, semences, gommes, racines, etc. Par le matras ou *descente des vapeurs*, s'expriment les huiles de certains bois qui ne fluent que difficilement ou avec un fort feu comme Genièvre, Gayac, Prêles, Pin, et quelques fleurs comme les roses. Les opérations et surtout la *distillation* doivent presque toujours débuter par une chaleur anodine que l'on augmente peu à peu sans interruption jusques à la perfection ; de même, on doit laisser refroidir les vaisseaux et la matière d'eux-mêmes en un mode de douceur.

La *dessication, trituration* et *fermentation* des plantes touchant le réfrigératoire, ne sont point nécessaires pour l'extraction de leurs huiles ou essences qui se dissipent facilement. Tout ce qui distille le premier « surtout aux végétaux chauds » et tant que se manifestent l'odeur et la saveur, est toujours le meilleur ; les essences aromatiques ne sont que Soufre subtil et sel volatil de leur *humide radical*. Toute essence ou huile subtile ne se peut mieux tirer que par la *courge d'airain* avec son serpentin, dans un véhicule ordinaire et par un feu bouillonnant au début. Les racines tendres et charnues se distillent comme les fruits dans une *chapelle*, au bain vaporeux ou de cendres, du minimum au maximum de chaleur. Les racines ligneuses, écorces et bois secs se distillent suivant leur nature spécifique ou *per-descensum* ou *per-latum* sans aucun véhicule; ou *per-ascensum* avec un menstrue approprié. Les feuilles *chaudes,* récentes ou sèches, leurs fleurs et semences se distillent par le réfrigératoire avec son serpentin, au contraire des *froides* desquelles il faut exprimer le suc pour le distiller au bain-marie ; les autres feuilles, comme les fleurs et les fruits, en la *chapelle.*

Les spagyristes veulent que la matière soit préparée avant de la distiller et, à cet effet, ils ont recours à plusieurs opérations peu différentes l'une de l'autre et qui sont la *fermentation* ou *putréfaction*, la *circulation* et la *digestion.*

La *fermentation* est une réduction des parties actives et spirituelles des mixtes, de puissance en acte et qui, dans certain cas, se doit faire sans le concours d'aucun feu actuel, mais par l'effet du feu potentiel et naturel contenu dans la matière, qui se corrompt et divise par elle-même.

La fermentation est la clé qui ouvre la porte de sortie aux poisons végétaux.

Par cette opération, la matière involue et sa nature rétrograde vers sa première forme qui est principe fermentatif et sémentiel.

La *circulation* se fait dans des cucurbites closes et accouplées par des conduits communiquant de l'une à l'autre et dans des *vaisseaux de rencontre.*

Les Anciens employaient le *Pélican* ou vaisseau d'Hermès. La matière y circule de bas en haut par l'effet d'une chaleur douce et maturante et ainsi se sature de son menstrue. La circulation unit les parties hétérogènes et divise les homogènes, elle oblige la matière à mûrir en une lente évolution engendrée par la *chaleur humide et aérienne.*

La *digestion* est une cuisson lente par une chaleur humide et maturante qui atténue la matière, la divise et en exalte les principes actifs. Elle se fait en vase clos.

Mais la *distillation* est le point capital de l'art, par lequel on peut extraire la Quintessence.

La *distillation spagyrique* est un art subtil qui ne fut possédé que de quelques adeptes et que jamais ne connurent les distillateurs vulgaires.

Il existe trois sortes de distillations : 1° La distillation *per ascensum*, le feu étant placé sous le vaisseau pour faire monter les esprits ; c'est le procédé le plus courant et il convient surtout à la distillation des matières spiritueuses et volatiles ;

2° La distillation *per-latus* par laquelle les esprits sortent de côté ; elle se fait par la cornue et convient aux matières denses qui contienneut des huiles lourdes et pour lesquelles il faut un feu plus fort ;

3° La distillation *per-descensum* ; le feu étant placé au-dessus du vaisseau chasse les esprits par le bas. Les anciens l'estimaient parce que cette distillation détache les parties les plus tenaces des végétaux.

L'instrument le plus nécessaire à la distillation est l'alambic. La structure de cet instrument varie selon la quantité, la substance, l'espèce, la nature et la consistance de la matière à distiller.

Les anciens font mention de sept sortes d'alambics :

1° L'alambic de terre, peu utilisé, d'usage dangereux;

2° L'alambic de verre, pour les chaleurs anodines;

3° L'alambic au bain-marie, le plus usité ;

4° L'alambic à serpentin, le plus réputé ;

5° La chaudière, pour les quantités ;

6° La cornue, pour les feux forts ;

7° Les vaisseaux de rencontre, pour les rectifications.

Il convient à l'étude de l'art spagyrique d'approfondir les raisons qui ont guidé les maîtres dans l'emploi de ces divers alambics, car il y a lieu de croire que la forme de leurs vaisseaux résultait d'une conception très différente de celle qu'ont aujourd'hui nos chimistes.

Nous ferons le possible pour pénétrer la nature intime des opérations spagyriques selon les conceptions qu'en avaient les maîtres de l'art, et c'est surtout vers la *distillation* que tendra l'effort de nos travaux, car c'est par elle que la matière exhale son âme.

Mais auparavant nous exposerons une classification synthétique des opérations chimiques telle que la concevaient les anciens.

L'art comprend cinq opérations générales :

La DIGESTION, la DISTILLATION, la SUBLIMATION, la CALCINATION et la COAGULATION.

La **Digestion** se subdivise en neuf opérations secondaires qui sont : dépuration, infusion, macération, insolation, dissolution, fusion, fermentation, putréfaction, circulation.

La **Distillation** n'en comporte que cinq qui sont : rectification, cohabation, filtration, inclinaison, déliquescence.

La **Sublimation** ne comporte que la simple élévation sèche et adhérente, et la séparation.

La **Calcination** comprend douze subdivisions ou variétés qui sont : déflegmation, décrépitation, évaporation, ignition, incinération, précipitation, fumigation, réverbération, stratification, cémentation et amalgamation auxquelles on peut ajouter la végétation et la revivification.

La **Coagulation** comporte quatre subdivisions, qui sont : coction, congélation, vitrification et fixation.

On trouvera dans certains ouvrages anciens tels que ceux de Glaser, Baumé, de Locques, etc.., le détail de ces diverses opérations. Nous n'osons recommander Lémery comme étant vraiment par trop fermé à l'art spagyrique.

Règles particulières et générales relatives à l'Art spagyrique, d'après A. le Grand, R. Lulle, Paracelse, et les principaux maîtres en cet art.

La *Calcination* spagyrique est une transformation de la matière en une autre forme qui augmente l'humidité radicale, au lieu de la détruire, qui sépare les impuretés, et ouvre les corps, les disposant à jeter leur semence.

La *Sublimation* spagyrique ennoblit et exalte la nature du mixte et volatilise ses esprits en un vase clos, de façon qu'ils retombent sur la matière qu'ils dissolvent, élèvent et subtilisent.

La *Dissolution* spagyrique détruit la matière par corruption humide, en atténuant ses parties sèches ou en subtilisant ses parties aqueuses, séparant ainsi le pur de l'impur.

La *Putréfaction* spagyrique est le secret de l'Art ; elle est simple ou double, naturelle ou contre nature. Dans le premier cas, la forme extérieure est détruite et la nature essentielle conservée.

Dans le second cas, la substance du mixte est réincrudée vers sa forme originelle ou première nature végétative, sans qu'il soit possible de lui rendre sa forme précédente.

La *Coagulation* spagyrique est très importante, mais elle ne diffère de la vulgaire que parce que l'agent coagulateur n'est connu que des maîtres de l'art.

La *Distillation* spagyrique est naturelle ou artificielle. Dans la naturelle, le Froid est le seul agent qui fixe ou condense, et le Soleil est le seul Feu qui volatilise ou raréfie l'humide, et non pas au dehors, *mais au dedans ;* lequel humide retombe en rosée.

La Distillation artificielle est analogue à la sublimation spagyrique.

La patience est requise en cet art, car plus longtemps la *Matière* subit la coction matûrante par l'*Humidité chaude*, plus elle évolue et mieux elle se prête à la distillation.

On peut obtenir un maximum d'évolution en faisant digérer la matière au bain-marie ou vaporeux, pendant deux mois avant la première distillation ; durant un mois avant la seconde distillation ; pendant trois semaines avant la troisième distillation ; durant quinze jours avant la quatrième ; durant huit jours avant la cinquième ; pendant quatre jours avant la sixième ; et durant deux jours avant la septième distillation.

En outre chaque distillation doit être réglée selon certain régime de chaleur, d'après l'ordre qu'elle occupe dans le cours de l'opération.

Pour obtenir la quintessence d'un mixte, il faut le distiller sept ou dix fois pour le moins.

La *première* distillation commence au premier degré du bain-marie, monte progressivement au second degré, puis au troisième, pour redescendre ensuite lentement, au premier degré.

La *seconde* distillation est semblable à la première.

La *troisième* distillation commence au premier degré du bain de cendres, monte doucement au troisième degré et redescend de même au premier.

La *quatrième* distillation est analogue à la troisième.

La *cinquième* distillation commence au premier degré du feu de sable, monte ensuite au second et au troisième degré, pour redescendre lentement au premier.

La *sixième* distillation est décroissante, elle commence avec le bain de cendre et procède comme la troisième.

La *septième* distillation ou rectification commence au premier degré du bain-marie pour monter lentement jusqu'au troisième degré, et s'y maintenir jusqu'à la fin de l'opération.

Chaque distillation est donc croissante et décroissante ainsi que l'ensemble des sept distillations.

Ces opérations exigent beaucoup de science, d'attention et d'expérience, et l'artiste doit être vigilant à l'égard des degrés de chaleur, qu'il ne faut jamais dépasser.

Isidore dit que le bain de cendres du *bois de geniévrier* est le meilleur et le plus stable.

DES VAISSEAUX CIRCULATOIRES

La forme des vases circulatoires a une grande importance au dire des maîtres. Les vaisseaux préférés pour cette opération sont de deux sortes : 1° un vaisseau double, ou plutôt deux vaisseaux jumeaux ayant une forme de courge et reliés l'un à l'autre par leurs becs qui, partant de la tête de chaque vase, s'enfonce dans le ventre de l'autre. Ces becs croisés ont l'aspect d'un X. Un pertuis se trouve au sommet de chaque vaisseau pour y introduire la matière ; 2° une courge haute, en terre, dont la tête est reliée au ventre par deux anses creuses dans lesquelles circulent les eaux et esprits. C'est ici le circulatoire d'Hermès.

La chaleur requise à la circulation peut s'obtenir par plusieurs moyens.

DIFFÉRENCES DE LA CIRCULATION ET DE LA DIGESTION

Ces opérations comportent des vaisseaux particuliers à chacune d'elles. Pour digérer, il faut mettre la matière, qui souvent est grossière et abondante, en d'amples vaisseaux, larges du haut et faits de telle sorte que l'on puisse y adapter un alambic aveugle sans bec, de façon que quand la matière est digérée, on puisse retirer le résidu, l'alambic aveugle étant ôté.

On le remplace alors par un alambic à bec; mais si la matière est claire et séparée de ses fèces, il faut prendre un circulatoire cucurbital, comme ceux ci-devant décrits, assez ample et ayant deux conduits en forme d'anses, qui relient la tête au ventre et qu'on nomme *pélican*, lequel est requis pour circuler les eaux, esprits ou liqueurs, selon que nous l'avons déclaré, car, d'après Albert, Lulle, Ustade et d'autres sages, il est le vaisseau circulatoire le plus noble.

Il y a donc différence entre digérer ou fermenter et circuler, car digérer convient à la matière brute, grossière et non évoluée qu'on place en une ample courge avec un alambic aveugle, tandis que si la matière est liquide, huileuse ou subtile, on la met au circulatoire.

On peut obtenir une chaleur putréfactive en mettant dans une fosse creusée en terre, un lit de chaux vive pulvérisée de quatre doigts d'épaisseur sur lequel on doit placer un lit de paille ou de foin haché de huit pieds d'épaisseur.

Il faut enfouir le vaisseau dans cette paille ou foin et arroser le tout d'eau chaude, pour faire fermenter la chaux; le haut du vase devra dépasser la paille de façon à être à l'air, et l'eau chaude devra être renouvelée une fois par semaine; il suffit de verser d'autre eau sur la matière, la première eau étant absorbée. La chaux se doit changer dès qu'elle ne produit plus d'ébullition.

A défaut de ce moyen, on aura recours au bain-marin.

Remarques. — Le bain doit toujours avoir une chaleur continue, sans quoi la vertu des mixtes serait gâtée; mais le feu étant réglé, le meilleur de la plante surnagera sur les fèces au bout de peu de temps, et ira toujours en se clarifiant, se purifiant et s'exaltant La matière, pour être digérée, doit être enclose en des matras de verre à col long, bien lutés et remplis aux deux tiers de leur contenu, seulement.

La digestion se peut faire aussi à la chaleur du Soleil pendant la canicule. On place les matras dans des vases de terre épais et remplis d'eau, que l'on expose au Soleil, tandis que des miroirs métalliques doivent renvoyer sur ces vases les rayons solaires réfléchis.

Une autre digestion est celle qui se peut faire en octobre, dans le marc des raisins, pendant leur fermentation, car cette chaleur est douce et naturelle et provoque une coction lente et maturante.

Certains auteurs, après une première digestion, séparent le suc ou l'huile des plantes, qu'ils remettent à digérer ou à circuler, avant la distillation.

Paracelse veut que les plantes réduites en forme de pâte soient enfermées en vases clos et mises au bain vaporeux durant quarante jours; après quoi, on verse la liqueur, on la filtre et ont y dissout le sel fixe extrait du résidu par calcination et lessive. Cette liqueur et son sel doivent être enclos en un vase luté et exposés au Soleil ou digérés au bain-marie pendant quarante autres jours. Il ne reste alors qu'à distiller selon l'art. Ce procédé nous paraît être une exellente préparation, mais Paracelse a dissimulé dans ses ouvrages des opérations encore plus secrètes, dont nous essayons de dévoiler le mystère en ce livre.

EXTRACTION DE LA QUINTESSENCE DES PLANTES D'APRÈS PARACELSE, PAR LÉFÉBURE

Lorsque la plante sera broyée au mortier de marbre, et réduite en bouillie, il la faut mettre en matras à long col scellé du sceau d'Hermès et le mettre à digérer au bain vaporeux par quarante jours.

Après ce temps, ouvrir le matras et en extraire toute la matière pour en séparer la partie liquide en la passant par un linge; puis la mettre au bain-marie, par un jour plein, la verser ensuite par inclinaison ou la filtrer au travers du coton, par l'entonnoir.

Tirer le sel fixe du résidu selon l'art et le dissoudre dans la liqueur, puis les mettre en un matras scellé hermétiquement, exposé au soleil ou dans le feu de chaux et de paille, durant six semaines. Au bout de ce temps, on verra le *premier-être* de la plante qui surnagera, vert et transparent ou clair et rouge selon la nature du sel, du soufre et du mercure qui constituent la plante.

Il faut alors séparer ce premier être liquide et le distiller selon que le requiert l'art et tel que nous l'avons enseigné.

USAGE DES FEUX POTENTIELS ET SULFUREUX DANS LA CULTURE DES PLANTES

Généralement, il faut opérer sur les semences, que l'on doit faire infuser dans un liquide composé de quinze parties d'eau de pluie filtrée et d'une partie de l'un de ces feux, dissoute dans l'eau de pluie. Laisser infuser jusqu'à ce que les semences s'amolissent et soient sur le point de se putréfier. Après ce bain, elles germent plus promptement et vigoureusement qu'auparavant et les fruits en sont plus charnus et plutôt mûrs que les autres.

EXTRACTION DE LA QUINTESSENCE DES PLANTES SELON PARACELSE

Piler et hacher la plante choisie et la mettre putréfier en un matras au bain vaporeux par trente ou quarante jours. Exprimer le suc et distiller au bain-marie. Remettre la liqueur distillée sur les fèces et faire putréfier le tout encore hui jours, distillez encore plusieurs fois tant que les couleurs changent, la quintessence montera par l'alambic et le corps restera au fond avec une partie de son eau essentielle. Verser sur le corps toute la Quintessence et faire putréfier encore quatre jours.

Distiller comme devant et remettre la liqueur sur le résidu ; faire digérer au pélican par six jours et il se fera une liqueur épaisse qu'on distillera au bain. Le corps aqueux se séparera et la quintessence restera au fond. Il faut la séparer des sucs impurs et la remettre à digérer afin qu'elle dépose ses fèces. Il ne restera alors qu'à la rectifier une dernière fois et cette quintessence sera empreinte des vertus exaltées de la plante.

EXTRACTION DE LA QUINTESSENCE DES PLANTES SELON RAYMOND LULLE

Tu mettras la plante que tu voudras hachée, dans la vraie *quintessence* du vin dans un vase clos et l'exposeras au soleil de printemps ou au bain vaporeux, pendant trois jours. Puis, commence la distillation à lente chaleur, que les gouttes apparaissent lentement. Remets la liqueur sur ses fèces et fais digérer par deux jours, puis redistille par deux fois.

Verse encore l'esprit sur son corps et digère un jour, puis

11

distille ensuite trois fois et rectifie l'esprit. Mais sache qu'en ceci la quintessence du vin ajoutée au début, ne doit être que du tiers de la matière.

DU TEMPS REQUIS EN LA DISTILLATION PHILOSOPHIQUE, PAR SYLVIUS

Celui qui connaît nature en ses mouvements, doit opérer à non imitation dans le temps requis. Fais un bain vaporeux ; que l'eau bouille, et que le vaisseau contenant soit entouré des vapeurs de l'eau.

Lors, la distillation commencera si tu as auparavant échauffé la matière par chaleur d'eau ; et tu compteras lentement jusques à *sept* entre chaque goutte qui tombera dans le récipient, et ceci est la vraie et seule distillation philosophique.

DE LA VRAIE DISTILLATION DU VIN

Prendre de très bon vin naturel, ni trop jeune, ni trop vieux, mais généreux, une quantité quelconque ; le mettre dans le vaisseau à distiller avec l'alambic dessus, de façon que son bec entre eu la partie supérieure du réceptoire ; que tous les joints soient bien lutés avec le but de sapience fait de farine délayée avec blancs d'œufs en épaisseur de miel, *selon Raymond Lulle.*

Lors, il faut colloquer le contenant sur un plateau de fer circulaire, percé de sept trous ronds, et porté sur trois pieds très courts, d'où lui vient le nom de *Trépieds des arcanes.* Mettre ce trépied sur le bain-marie fait d'une grande chaudière scellée au mur, et à moitié remplie d'eau ; puis soit mis au four de paresse appelé *Accidie*, qu'on ne déplace jamais.

Puis, donner sous la chaudière, feu lent jusqu'à tiédeur de l'eau, gagner doucement le premier degré du bain-marie et le conserver longtemps ; monter insensiblement au second degré, puis au troisième, et redescendre au premier degré lentement.

Il faut alors distiller selon l'art, en remettant la liqueur obtenue sur ses fèces, sans laver le vaisseau.

Comment se doit clore le sceau d'Hermès

Le plus souvent, l'esprit ou soufre noble, requiert la clôture hermétique, afin que sa vertu subtile ne se puisse exhaler par l'exaltation du feu. Il faut alors recourir à la plus noble sigillation, appelée *Sceau d'Hermès.* Le vaisseau à long col, dont la matière à digérer occupe le tiers environ, doit être préalablement bouché avec de l'argile ; lors, on incline ce long col vers l'ouverture du fourneau allumé et on le tient ainsi jusqu'à ce que le verre rougisse par la violence du feu. On prend alors de fortes tenailles plates, dont l'extrémité aura été rougie au feu, avec lesquelles on saisit doucement le haut du col du matras pour l'échauffer davantage ; il faut alors serrer les tenailles pour fermer le col, et les tourner lentement, afin de tordre le verre en un seul tour ; il ne faut mettre le vase au bain qu'après que le col sera refroidi, afin qu'il ne se rompe.

Pour ouvrir le vaisseau, après l'opération, il faut entourer plusieurs fois le haut du col avec un gros fil de coton imbibé d'esprit de vin ou enduit de soufre et y mettre la flamme ; quand le verre sera chaud, on mouillera l'endroit du fil avec un linge humide et le col se rompra tout net.

De la putréfaction du vin par circulation

Pour obtenir une quintessence de vin très pure et évoluée, on peut employer plusieurs moyens avant la distillation, on peut d'abord faire digérer par quinze jours le raisin écrasé dans son eau, puis filtrer cette eau à laquelle on doit ajouter le tartre extrait du marc, par calcination et lessive. Il reste alors à circuler cette liqueur au circulatoire pendant quatre jours, avant de la passer à la distillation.

Toutefois, comme en général on obtient le vin tout préparé, il ne reste qu'à le faire circuler dans l'un des vases sus-mentionnés, pendant sept jours de suite, puis le filtrer et le remettre au circulatoire pendant six jours, puis filtrer encore et circuler cinq jours, et ainsi de suite en diminuant d'un jour à chaque circulation et en filtrant la liqueur entre chacune d'elles, ce qui fera sept circulations en tout.

De la distillation circulaire du vin

Quand on aura reconnu que le vin digéré est préparé pour la distillation, il le faut verser dans l'un des nobles vaisseaux que les maîtres ont décrit comme étant propres à la meilleure circulation. Ce vaisseau sera exposé au Soleil caniculaire, plongé dans un grand vase au deux tiers plein d'eau ; on peut aussi le placer au premier degré du bain-marie ou un peu plus, selon que la matière est plus ou moins tempérée ou *subtiliée* par la digestion.

Il faut circuler longtemps, jusqu'à ce que la quintessence se manifeste, ce qui se peut connaître par la saveur suave, douce, chaude, pénétrante et subtile de la liqueur. Si au fond du vaisseau, il reste un résidu liquide et trouble, comme un nuage blanchâtre, il le faut séparer de la liqueur par distillation et ensuite remettre à circuler en un autre vaisseau propre, laissant en le premier un résidu épais.

Plus la liqueur sera circulée à lente chaleur, plus elle s'ennoblira et plus elle attirera les influences célestes qui la dignifieront pour le profit des hommes.

Le moyen le plus simple pour tirer la Quintessence du vin

Prendre une certaine quantité de très bon vin rouge ou blanc, un peu doux au goût et le distiller par l'alambic, quatre fois, comme nous avons déjà enseigné, selon les degrés de chaleur. Puis, mettre cet esprit au pélican à deux anses pour le circuler selon l'art, après avoir bien luté le pertuis qui est au haut du vase, afin que ne puissent fuir les esprits.

La matière ainsi purifiée par de fréquentes distillations circulatoires et par d'infinies sublimations, est de plus en plus noble, et de matière élémentée est faite matière non élémentée et corps incorruptible à l'image du ciel dont elle tire sa vertu.

Quand la liqueur sera suffisamment sublimée au distillatoire, il faudra ouvrir le pertuis au haut du pélican, et la suave odeur montera, si la matière est pure, pour réjouir les sens de l'artiste, et encenser toute sa maison d'un parfum céleste. Mais si l'odeur est fade, impure et crue, il faut, de suite, reluter le couvercle du pertuis, afin de poursuivre la distillation circulatoire, tant que la liqueur soit faite Quintessence, comme dit R. Lulle, au second chapitre de son premier livre, « *qu'apparaisse cette liqueur, sous forme de Mercure végétal, dont l'odeur suave et la saveur douce sont un indice de sa perfection.* »

COMMENT TIRER LA QUINTESSENCE SANS FEU

Mettre en un matras à long col, bien luté, le premier esprit du vin, et enfouir ce matras dans une fosse remplie de chaux vive avec de la paille hachée ; le tout soit arrosé d'eau chaude, comme nous l'avons dit ci-devant.

Ceci se peut faire autrement, en plaçant le matras dans un tonneau aux deux tiers plein d'eau tiède, que l'on enfouit dans le marc de raisin pendant qu'il fermente.

Après quarante jours de ce régime, il faut mettre l'esprit au circulatoire d'Hermès, à deux anses, pendant sept jours et l'exposer à la chaleur du Soleil.

Trois eaux-de-vie composées par Raymond Lulle

Prendre racines de fenouil, brusc, cheveux de Vénus, asperges, raifort, persil, érynge, conteste ou panicaut, lithosperme ou mil de Soleil, endive, scarole; de chaque, parties égales. Les mêler et broyer en mortier, puis les mettre en cucurbite avec alcool ou esprit de vin.

Il faudra distiller par sept fois, selon les règles de l'art spagyrique. Cette eau dissout la pierre et la gravelle.

SECONDE EAU-DE-VIE

Prendre girofle, muscade, mastic, doronic, zédoar, galanga, poivre long, écorces de citron, sauge, suz ou marjolaine, anet, nard, bois d'aloès, cubèbe, cardamone, lavande, menthe, pouliot, origan, calame aromatic, germandrée, musc, chamépyte, petit pin, de chaque, parties égales. Broyer le tout et le mettre fermenter dans l'esprit de vin, par trois jours avant la distillation. Les vertus de cette eau sont analogues à celles des liqueurs aromatiques, mais d'une façon plus efficace.

TROISIÈME EAU MERVEILLEUSE DE RAYMOND LULLE

Mêler. euphorbe, sérapin, opoponax, pyrèthre, câpres, spodion, bdellion, poivre long, cubèbe, castor, zédoar, par parties égales avec un peu d'ambre, de safran et de mélisse.

Fermenter et distiller selon l'art.

Les vertus de cette eau, dit Lulle, sont multiples et admirables.

Eau-de-vie propre à guérir toutes les infirmités et à rajeunir ceux dont la vieillesse est précoce

Mêler quatre livres d'eau-de-vie rectifiée avec cinamone, gingembre blanc, noix de muscade, quatre dragmes de chaque; menthe poivrée et écorce de canelle, quatre onces ; thym et serpolet, deux onces ; miel, quatre onces et fleur de soufre pur deux onces. Mettre putréfier en vase de verre durant quatorze jours, puis, circuler la liqueur, au circulatoire, par trois jours. Distiller par l'alambic au bain marin trois fois, et l'on aura, très pure, cette eau salutaire, dont les vertus sont innombrables.

Remarque sur la préparation des eaux-de-vie. — La préparation des eaux-de-vie étant peu différente pour chacune d'elle, il est facile d'en composer de diverses sortes, pour toutes les maladies, ou les cas particuliers. Il suffira de consulter la *classification des plantes médicinales*, pour pouvoir aisément faire un choix parmi les plantes d'une même nature, afin de former un groupe spécifié à une affection déterminée. Il faudra ensuite opérer conformément aux règles prescrites dans les formules précédentes ; ainsi, en opérant selon les règles de l'art spagyrique on peut, contre le mal caduc, la paralysie, l'épilepsie et tous les maux contagieux, composer une eau-de-vie admirable avec les remèdes suivants :

sauge, origan, hysope, sariette, racine de pimprenelle, de valériane, absinthe, de chacun une demi-livre ; rue, racine de bistorte et de persil, de chacun deux dragmes, sucre rosat, quatres dragmes, racine de bénédicte, de polypole et de tormentille, demi-dragme ; romarin, persil, cerfeuil, lavendule, marjolaine, demi-once, roses rouges et blanches, deux onces, et grains de genièvre, quatres dragmes. Cette formule est donnée à titre d'exemple, mais on peut faire d'excellentes eaux-de-vie, avec une, deux ou trois plantes seulement.

Eau-de-vie stomacale et équilibrante

Mêler quatre litres d'eau-de-vie simple et autant de vin de Malvoisie, puis mettre dans ce mélange trois onces de cinamone, une once de clous de girofle, une once et demie de gingembre blanc et autant de zédrac ; de galanga, deux dragmes ; noix de muscade, une once; macis, demi-once ; cucubes et hysope, une demi-once ; racine de bénédicte, une once ; roses blanches, une once et demie. Piler le tout et le mettre en une grande courge pouvant contenir seize livres. Ajouter au tout, sucre blanc, trois onces ; raisins de cabas, figues, six onces ; camphre, demi-once ; luter soigneusement la courge et soit mise au Soleil par vingt jours, soit dix jours avant la Saint-Jean et dix jours après. Puis vider l'eau, la distiller par l'alambic, par trois fois et la conserver en lieu sec, évitant que toute femme *menstrueuse* (sic) ne s'en approche. La dose est d'une demi-cuillerée à jeun.

Eau-de-vie purificative, vivifiante, confortante, salutaire à toutes les maladies

Mêler ensemble et piler au marbre, douze onces de sauge ; noix de muscade, clous de girofle, gingembre blanc, grains de paradis et cinamone, de chacun quatre dragmes . Huile laurin, une once ; castor récent, une dragme ; spicmard et romarin, une demi-dragme ; feuilles de rue, une once ; feuilles de marjolaine, une dragme; écorces de citron, deux dragmes. Toutes ces choses doivent être fraîches et si l'on ne peut les avoir récentes, il faut les réduire en poudre qu'on arrosera de bon vin blanc. Mettre le tout en digestion, au bain vaporeux, par un mois, puis distiller au bain-marie par l'alambic. Remettre la liqueur sur son résidu et redistiller. La troisième fois, il faudra distiller aux cendres et conserver la liqueur en vase clos. Cette liqueur ne convient pas aux tempéraments chauds ou bilieux, mais elle guérit tous les maux de la lymphe, tant intérieurs qu'extérieurs et donne la jeunesse. On peut faire une *liqueur* plus simple et semblable, avec quatre livres d'eau-de-vie simple, et une once de romarin, de clous de girofle et de gingembre blanc.

LA PLUS PRÉCIEUSE DES EAUX-DE-VIE

Mêler et piler ensemble sauge récente avec fleurs, romarin, gingembre blanc, clous de girofle, noix muscade, graine de paradis, galanga, calame aromatique, zédoar, de chacun une once; petite graine d'apparitoire, demi-once; macis, cucubes, feuilles de rue, de lavande et de marjolaine, roses rouges, de chaque deux dragmes ; tiriacle ou andromache, métridat, de chaque, une dragme et demie; huile laurin, fleurs de bourrache, de buglosse, écorce de citron, fleurs de romarin, angélique, rapontique, centaurée, mentrastre, menthe, matricaire, de chaque, une dragme et demie ; castor récent, verveine avec fleurs, bétoine, bois d'aloès, pilobalsame, carpobalsame, aspic d'Inde, gland de chêne, grains de péonie, une dragme; semence de basilic, de fenouil, d'anis, de ronique, safran oriental, de chaque, demi-dragme. Mettre le tout dans dix livres d'eau-de-vie distillée et digérer pendant quatre jours pleins. Distiller ensuite par trois fois sur les fèces. D'autre part, faire une pâte avec, miel fin, deux livres; camphre, une dragme et fleur de soufre, deux onces; mélanger le tout et le mettre au circulatoire par dix jours avec la liqueur.

Le onzième jour, séparer la liqueur des fèces et la rectifier par trois fois à l'alambic.

Les vertus de cette eau-de-vie sont tellement nombreuses, qu'on n'en peut désigner l'une plutôt que les autres.

Préparation du sel des herbes, selon Oswald Crollius

Prendre herbes et racines d'Ellebore noir, de chardon bénit et d'impériale; puis, racines de persil, d'angélique, de centaurée, de pimprenelle, de tormentille et de chélidoine ; herbes et fleurs de chicorée, herbes d'hypéricon, d'aron, de verbascon, de vincétoxicon, de pentaphylon, égale quantité de chacune.

Toutes ces herbes doivent être séchées à l'ombre, *sans sentir aucunement le Soleil,* puis les découper et les mettre en un petit tonneau et les arroser avec une décoction de Houblon et de levain de pain, et placer le tonneau près d'un poêle, en lieu très chaud, les remuant de temps à autre, de façon qu'elles se gonflent, et cela doit durer trois semaines, le tonneau étant couvert. Distiller ensuite le tout, par la cornue de cuivre avec un réfrigérant d'esprit, comme pour l'eau-de-vie, puis rectifier modérément l'esprit distillé et réduire en cendres le résidu des herbes, pour en tirer le sel par lessive, et après dessication, le dissoudre dans son esprit. Distiller cet esprit au bain-marie et le remettre sur le sel, et réitérer jusqu'à ce qu'il n'en sorte plus. Mêler ces extractions et les mettre digérer au bain-marie pendant quatre jours, puis séparer l'esprit d'avec les fèces par le filtre, et distiller ces extractions au bain bouillant et le sel montera avec l'esprit. Redistiller l'esprit au bain de sable et le mêler avec autant de son flegme, et les mettre en lieu frais pour que le sel se précipite ; séparer ce sel subtil dont les vertus sont innombrables selon Théophraste et garder l'esprit pour d'autres extractions. Ce sel se donne avec de l'essence de safran oriental ou du vin d'absinthe, du Malvoisie ou des sucs d'herbes, la dose est de deux à vingt grains selon l'âge, dans les maux engendrés de la putréfaction, obstruction et humidité.

De la Quintessence froide, de nature opposée à l'eau-de-vie

Toute fermentation dégénère en esprit ou alcool, et presque toutes les quintessences sont de nature chaude. Pourtant, on trouve dans Evonyme Philiatre, une formule de quintessence froide, dont voici la préparation :

Fleurs de Suz, fleurs d'Ongle caballine croissant sur les eaux, ayant larges feuilles et fleurs jaunes (probablement nénuphar ou nymphée, selon Rogier), une livre de chaque. Semence de laitue et de Porcelaine, une demi-livre de chaque. Fleurs de Solanon ou Morelle, deux scrupules, le tout en verdeur.

Distiller ces plantes par sept fois et mettre l'eau en matras de verre enfoui profondément en terre pendant plusieurs jours. Après s'en être servi, on le doit remettre en lieu froid et profond. Cette liqueur arrête les menstrues, interrompt la transpiration, émeut l'appétit, calme la migraine et guérit le chancre.

En somme, elle détruit toute maladie d'origine chaude, comme inflammation des yeux, excitation sexuelle, fistules, brûlures d'estomac. Se prend par une cuillerée le matin ou le soir et par injection et lavement.

Raymond Lulle, au livre des eaux, donne la composition suivante, pour obtenir une eau contraire à la nature de l'eau-de-vie.

Camphre blanc, rose, poivre blanc et noir, chicorée, porcelaine, violettes, racines de guimauves, Morelle, cheveux de Vénus, joubarbe, vermiculaire, grain de pourceau, cardicel ou chardonnet.

Il faut procéder comme il est enseigné au chapitre des liqueurs et eaux.

PROCÉDÉ POUR EXALTER LA PUISSANCE DE L'ESPRIT DE VIN

Piler en un mortier une once de sucre candi *(par double chopine de vin)* et y ajouter un dixième d'once de fleurs de soufre fines. Mettre cette poudre en marmite au feu, avec un peu de vin et faire cuire doucement et longtemps, avec un couvercle. Joindre cette solution passée, au vin à distiller et opérer ensuite selon l'art.

L'esprit obtenu sera plus véhément que si on le tire sans cette préparation.

Comment l'on peut tirer la Quintessence des quatre éléments pour obtenir un dissolvant de l'Or

Distiller par trois fois d'excellent vin rouge au bain-marie ; en entourant l'alambic ou récipient d'*eau tiède* pour tempérer l'opération par un mode de douceur, pendant le début de la distillation. Puis, évacuer cette eau tiède et la remplacer par de l'eau froide.

Le vase contenant cette eau, doit être large d'une palme au moins et fait de cuivre rouge étamé, avec, au milieu, un pertuis pareil à celui qui est au distillatoire, de façon qu'on les puisse exactement luter ensemble.

Quand le vin sera bien distillé et qu'on n'en pourra plus rien tirer, il en faudra remettre de nouveau par le pertuis d'en haut qui est au distillatoire et on le lutera de suite avec beaucoup de soin.

Distiller ce nouveau vin, et conserver à part le flegme, *dont nous parlerons en son temps.* Puis, mettre le vin distillé au four de paresse, dans le sable, appelé ACCIDIE ou accidieux, et à défaut de ce four, on peut se servir du bain-vaporeux, fait de telle sorte, que la vapeur circule autour du vaisseau, de manière à le baigner d'une continuelle chaleur douce et coctrice.

Quand on voudra savoir quand tous les esprits seront distillés, il faut regarder s'il ne sort plus aucune goutte de l'alambic, ce qui est un signe certain qu'il ne reste plus d'esprit dans la matière. Après avoir mis cet esprit à part, il faut remplir de suite la cucurbite d'eau-de-vie, plaçant dessus l'alambic et soit bien lutés ensemble ; puis, distiller par le four accidieux, de cendres, ou au bain-marin.

Cette distillation se doit faire ainsi : le flegme demeuré au distillatoire doit être réuni, à chaque distillation, avec l'esprit premier sorti, pour mûrir et améliorer le nouvel esprit de chaque nouvelle distillation, et cela se fait sept ou neuf fois, et ainsi on peut tirer et séparer la Quintessence, en très petite quantité, car de soixante mesures de vin, on tirera en tout un verre de liqueur essentielle qui, si l'on ne l'enclos promptement, se volatisera très vite, c'est pourquoi il faut user de grandes précautions pour la tirer du récipient sans qu'elle puisse s'évaporer.

Voici comment les quatre éléments peuvent être séparés; mêler et verser au caldaire du premier fourneau, ou en une grande cocourde, toutes les eaux tirées des précédentes distillations et soient distillées au bain-marin pour en extraire tout le flegme, jusqu'à ce que rien ne monte plus, puis ôter le réceptacle et l'on trouvera en la cocourde une matière noire, comme poix liquide fondue.

Mais, pour obtenir cette matière noire plus rapidement, on peut faire évaporer une partie du flegme en un vaisseau de fer, à feu de charbon, jusqu'à ce que le résidu soit épais comme poix tendre que l'on remettra en la cocourde. On reversera encore du flegme dans la capse de fer et après évaporation, on joindra la matière noire et épaisse à celle qui est en la cocourde, et cela tant que tout le flegme soit évaporé. Il faut dessécher cette matière à feu lent, puis remettre dessus la Quintessence déjà extraite avec grande précaution, de crainte qu'elle ne se volatilise, et que soit bien imbibée la matière et incorporées ensemble; les mettre au bain-marie, à digérer et ensuite soient distillées par l'alambic et que l'eau de la distillation soit remise sur les fèces et boues noires et derechef soit distillée, puis rejointe aux fèces et encore digérées ensemble, puis distiller l'eau, et cela autant que l'on voudra et plus sera réitéré, meilleur sera. La septième distillation donne une liqueur appelée *sang humain*, que les alchimiste, nomment l'élément Air, et ainsi l'on aura l'Air et l'Eau. Il faut alors continuer en distillant par l'alambic, l'huile restée en la matière ou résidu épais qui est au fond du distillatoire, par le bain de cendres, et garder cette huile à part; la terre noire qui restera sèche en la cocourde est propre à aiguiser la quintessence par son ferment. Il faut la mettre à distiller avec toute la quintessence et qu'elles soient unies ensemble et quand monteront des gouttes pareilles à de l'huile claire, soit ôté le réceptacle pour y substituer un autre plus grand à cause de la force des esprits et faire feu moyen par vingt-quatre heures, car le feu violent ferait monter la terre; quand l'esprit huileux sera passé, il faudra augmenter le feu jusqu'à ce que rien ne distille plus.

Sa terre restera sèche, ayant odeur de brûlé ; il la faut mêler avec le flegme de l'eau-de-vie, de façon qu'il y ait quatre fois plus d'eau que de terre et les mettre en un vaisseau de verre ou de terre plombée et quand la terre aura déposé, et que l'eau sera évaporée par la chaleur du bain, il faudra remettre autant d'eau que devant et cela tant de fois que la terre reste inodore. Or, cette terre étant bien lavée de son eau, il faut derechef l'incorporer avec la Quintessence et distiller lentement la liqueur et ceci doit être la rectification.

La terre étant sèche, il la faut mettre en poudre fine et la mêler avec les deux éléments déjà obtenus, savoir : l'Eau et l'Air et soient circulés au bain-marie par trois jours et trois nuits. Après, soit distillée cette eau ardente qui est pur feu et ainsi seront trois éléments exaltés en la Quintessence.

La terre restante doit ensuite être calcinée au four de réverbération, en cendres blanchâtres ; mais, auparavant, il la faut mettre entre deux terrines bien lutées, pendant douze jours dans de la chaux vive, et ainsi sera prête pour la réverbération. Après, complète calcination, il la faut mêler avec l'esprit de l'élément feu, déjà obtenu, et les circuler au bain-marie par trois jours et trois nuits, puis distiller par sept fois et autant de fois calciner la terre par réverbération. Si cette terre ne se dissout plus dans l'esprit, à l'air, elle est alors évoluée et prête pour l'œuvre, car elle est Pierre des philosophes et non sel, comme disent aucuns.

Les quatre éléments auront donc paru par cette œuvre divine ; le flegme est l'élément Eau, l'huile est l'élément Air, l'esprit rectifié est l'élément Feu et la terre évoluée est l'élément Terre. Là est la base de l'œuvre par lequel l'or peut être solu et rendu propre à donner sa semence pour devenir la Médecine universelle.

Il faut se garder d'user de la liqueur du Feu, dernière sortie, car sa chaleur est telle, que prise à l'intérieur, ells dessécherait le sang et les organes, mais elle est bonne à joindre avec sa terre pour faire médecine de l'Or.

PRÉPARATION DE LA TERRE SUBTILE AVEC L'ESPRIT

Après avoir fait eau-de-vie de vin rectifiée trois ou quatre fois de façon qu'elle soit privée de toute humidité, il faut séparer la terre de son flegme et soit ce flegme mis au caldaire et cuit jusqu'à épaisseur de miel, puis refroidit durant la nuit ; il s'y formera des cristaux de sel dont il faut séparer leur suc, et soit d'autre eau répandue sur ces cristaux et mêlée avec ; évaporer comme devant, couler l'eau ou suc, le mêler avec le premier et cuire ensemble, jusqu'à épaississement. Laisser refroidir deux jours et il se formera de nouveaux cristaux, qu'il faut joindre aux premiers. Cette opération se doit réitérer, jusqu'à ce qu'il ne se forme plus de cristaux.

Il faut dessécher tout ce sel et le calciner en blancheur dans un creuset de terre, au four de calcination, en prenant garde que les cristaux ne se fondent.

Après la calcination à blancheur, il faut verser ce sel sur l'eau-de-vie rectifiée déjà obtenue, et distiller tout par sept fois, lentement, comme il a été enseigné. En cet esprit ardent, se peut dissoudre l'or préparé selon l'art et qu'il faut ensuite circuler longtemps avant qu'il soit homogène avec son menstrue. Cette voie est plus courte que la précédente et donne de bons résultats, quoique la première soit la voie des Sages, laquelle requiert grande subtilité, patience et art.

DE LA DISTILLATION « PER DESCENSUM »

Cette distillation est fort peu connue, bien que nécessaire pour obtenir l'huile de genièvre, l'huile de bénite, de noix de muscades et quantité d'autres huiles.

Il faut avoir un fourneau carré, fait de briques non cuites, ayant trois coudées de côté et une et demie de hauteur, extérieurement. Il faut le consolider par des ferrements et ménager à sa partie supérieure médiane un trou d'un pied de diamètre. Sur ce foyer, il faut établir un abri de tuiles muraillées, assez haut, pour pouvoir couvrir plusieurs cucurbites à la fois, et ce fourneau sera propre pour l'œuvre.

Il faut prendre une ou deux courges de bonne terre ou de cuivre étamé, mais une peut suffire.

La matière à distiller ne doit pas occuper plus du tiers du volume de la courge, qui doit être fermée d'un couvercle de fer blanc percé de petits trous ; mais elle doit être tournée, l'orifice en bas et le cul en haut, de façon que son col passe par le pertuis ménagé au fond du fourneau, et qui doit avoir trois doigts de largeur.

Il faut alors adapter le réceptacle à la partie inférieure de la fournaise, pour recevoir la matière distillante, et qu'en la supérieure partie du fourneau, soit fait feu de charbon de tous côtés, qui, autant que possible, soit éloigné du distillatoire. Le feu, petit au début, doit être progressivement augmenté et, *de toute matière*, il sortira d'abord de l'eau en plus ou moins grande quantité. Soit donc mise dessous l'orifice de la partie du fond supérieur, une courge de verre en l'inférieure partie du fourneau, pour recevoir la distillation, et quand paraîtra l'huile distillante, il faudra évacuer ce vaisseau et derechef, le supposer, tandis que le feu sera fait plus fort et plus près du distillatoire, jusqu'à ce que l'huile ne distille plus. Alors, il faut reculer le feu autant que possible et le laisser éteindre, et que la partie supérieure de la cocourde soit refroidie. Enlever de suite la partie basse où est l'huile et la garder à part, car cette huile est subtile, essentielle, balsamique, et propre aux choses nobles.

Par quel artifice on peut tirer la Quintessence de l'herbe chélidoine

Il y a deux espèces de chélidoine (chélidoine ou éclaire) la majeure et la mineure. Leurs vertus à l'une et à l'autre sont innomblables quand elles ont donné leur Quintessence, ce qui est d'un art subtile et d'un temps long.

Il la faut cueillir quand elle est mûre, verte et commence à blanchir et prendre la plante entière. Soit hachée et pilée en mortier et mise en cucurbite de verre bien fermée et lutée, puis mise au bain vaporeux ou de fermentation pendant trois semaines.

Adapter l'alambic et distiller au bain-marie à feu très lent et l'eau sortira. Soit alors tiré le résidu et broyé sur le marbre finement et remis au vaisseau avec son eau, et dessus l'alambic aveugle, le tout bien luté et cimenté. Mettre putréfié au bain-marie par sept jours, puis au bain de cendres avec l'alambic à bec et soit distillé comme est enseigné au chapitre de la séparation de la terre et de l'huile ; lors, sortira une eau claire de couleur d'huile, qui contient l'Air et l'Eau, et la Terre et le Feu resteront au fond.

Pour séparer le flegme de l'huile, il faut distiller au bain-marin à petit feu, et l'huile seule demeurera ; l'Air et l'Eau seront ainsi séparés.

Pour avoir le Feu et la Terre, il faut broyer le résidu au marbre, et l'incorporer avec quatre fois autant de son flegme et et soient mis au bain par sept jours, puis il faut distiller au sable à grand feu tant que monte l'eau rouge et qu'elle sorte entièrement, car elle contient les éléments Feu et Eau, mais la Terre demeurera noire au fond du vaisseau.

Soit, alors, cette eau rouge, distillée et en autre cocourde, au bain marin, avec un alambic à bec, et le flegme sorti, restera l'huile rouge au fond, qui est l'élément Feu, et ainsi seront matérialisés les quatre éléments. Il faut alors sécher la terre et la calciner à fort feu durant dix jours ; puis la broyer et la mêler avec quatre fois autant de son flegme et soient distillés par l'alambic, tant qu'apparaissent de petites pierres blanches comme sel, et soit ce sel dissout en l'eau distillée, et derechef, dissous et distillé, tant que la terre devienne blanche comme cire, et lors, la Terre sera rectifiée.

Pour user des éléments, il faut que chacun d'eux soit circulé au bain marin, par trente jours, avec quatre parties de terre, et la Quintessence surnagera la matière, et soit distillée très lentement, pour l'avoir parfaite et pure, car c'est l'âme de la Chéidoine.

Le flegme ou Eau vaut aux maux chauds ou froids et tempère les veines et artères, purifie le sang, guérit le maladies des bronches et préserve de toute corruption. L'huile ou Air, rajeunit et réconforte, détruit la mélancolie et la bile par une action tempérante admirable. L'esprit, Feu, ou Quintessence, pris en la quantité d'un grain de blé, dissous en bon vin d'Espagne, et appliqué au cou et à la poitrine d'un homme gravement malade, lui rend la vie, la santé et la vigueur en peu de temps, car il pénètre jusqu'au cœur, qu'il purifie et vivifie incontinent ; mais si l'on veut ressusciter un moribond, il doit absorber cette même quantité de Quintessence dissoute, et la vie lui sera rendue, au grand ébahissement des personnes présentes ; ainsi le dit Raymond Lulle, au second livre de la *Seconde distinction.* Ne jamais donner cette médecine dans les cas de fièvres violentes ou chaudes.

Pour extraire la Quintessence des plantes en général, d'après Philippe Ustade

Prendre des plantes, les parties que l'on voudra, et soient hachées et pilées au mortier avec une dixième partie de sel commun nettoyé, et soient mises au circulatoire à fermenter pendant trente ou quarante jours, par le bain vaporeux.

Soient après mises distiller à l'alambic à bec, au bain-marie en augmentant peu à peu le feu jusqu'au troisième degré, garder à part l'eau distillée et tirer dehors le résidu qu'on pulvérisera au marbre. Remettre ce résidu dans l'alambic aveugle avec l'eau distillée, le tout bien luté, et soient distillés au bain-marin en diminuant, par après, le feu au degré moyen. Refaire par trois fois ces opérations ; piler, imbiber, mélanger, digérer et distiller en diminuant toujours le feu jusqu'au premier degré, et que la seconde digestion soit de vingt et un jours, la troisième de quatorze jours et la quatrième de huit jours. Après la quatrième distillation parfaite, soit tout mis au circulatoire par le bain vaporeux du premier degré, ou par le Soleil d'été, ou le marc de raisin, pendant un mois ou quarante jours ; puis distiller par l'alambic à bec au bain-marie.

Il faut alors calciner les fèces en partie, comme le tiers, en tirer le sel par lessive, le dissoudre dans la liqueur et soient circulés ensemble par sept jours. Puis, soit l'esprit distillé par trois fois seul, et sera pur et rectifié, et la vraie Quintessence des semences, feuilles ou racines des plantes. S'il restait du sel après ces rectifications, il le faut séparer et rejetter.

Cette formule opératoire peut être suivie pour préparer la majeure parties des simples.

NOTA. — L'*arnica-montana* peu connu des anciens, contient une quintessence dont les vertus ne le cèdent à aucune autre plante, et qui réside surtout dans ses fleurs. Nous recommandons tout particulièrement aux adeptes, la préparation de cette plante, dont la nature tient de l'absinthe, de la mélisse et du safran.

Pour extraire la quintessence des fruits (1)

Les fruits seront coupés en morceaux, pilés au mortier de terre, et bien incorporés avec la dixième partie de sel commum nettoyé. Les mettre en la cucurbite avec l'alambic aveugle bien luté, et puis à digérer au bain vaporeux d'eau ou de chaux, et quand, après quinze ou trente jours, le suc surnagera dessus les fèces, on commencera les distillations, comme pour les plantes, si ce n'est qu'il ne faut ici extraire le sel, et que la circulation se doit faire sans lui, mais seulement avec le résidu broyé et desséché.

Cette quintessence est excellente aux maux chauds ou de la bile, car elle est rafraîchissante et réconfortante.

De la Quintessence de miel

Mettre de bon miel épais et rose en un chaudron de fer avec autant d'eau de fontaine et cuire à feu lent en écumant la surface du miel quand elle est couverte, par neuf fois, et soit le mélange rendu en la première consistance du miel. Mettre ce miel au circulatoire, au premier degré du bain-marie, par quarante

(1) La quintessence de la *pomme reinette*, est tout particulièrement souveraine.

jours. Cela fait, le mettre en une courge haute et longue, de verre, et distiller par l'alambic. Si le miel ne monte pas, il faut entourer la courge avec des linges mouillés et l'eau claire sortira, qu'il faut garder à part, car elle est excellente à la repousse des cheveux. Après, montera une eau couleur d'or, très précieuse pour les plaies et la coloration des cheveux, et qu'il faut conserver. Cette eau sortie, il faut distiller par les cendres, dès qu'elle commence à rougir et à brunir, et mettre à part cette troisième eau rouge. Mais, pour avoir le meilleur, il faut circuler par sept jours, ces trois eaux réunies et les distiller trois fois sur leurs fèces, puis à la quatrième distillation, garder à part la première liqueur, soit la moitié du tout, et redistiller la moitié restante, par quatre fois, selon l'art.

Quintessence des plantes aromatiques

Mettre en chaudron, au bain-marie, trente-deux livres d'excellent vin blanc et le distiller tant, qu'ils soit réduit à six ou huit livres ; puis réitérer la même opération avec d'autre vin blanc, tant que l'on ait obtenu trente-deux livres d'esprit de vin distillé. Remettre cet esprit au distillatoire à feu lent, tant qu'il soit réduit de moitié. Verser ensuite cet esprit dans la courge et soit si longuement distillé, que tout le flegme s'en soit allé ; puis, redistiller par quatre fois au bain-marie et soit ajouté, après la distillation : *bois d'aloès*, *cardamone*, et *cucube rescente*, de chacun une dragme ; *cinamone*, *noix de muscade*, *gingembre blanc*, *poivre long*, *graines de paradis* et *de santal*, de chacun quatre dragmes. Soient toutes ces choses pulvérisées et mises en un vase de verre bien fermé, au bain marin par huit jours et soient distillées à feu lent par l'alambic. Après, il les faut mettre en une courge à long col, avec *clous de girofle*, et *ambre gris*, de chacun deux dragmes, bien pulvérisés, fermer la courge et la mettre au bain-marie par quinze jours, à chaleur douce et continuelle. Séparer alors la liqueur des fèces et distiller par trois fois à feu lent, et à la fin de la troisième distillation, donner feu plus fort et laisser refroidir la liqueur, qui est une quintessence du second ordre.

Pour avoir la Quintessence du premier ordre, il faut tirer les fèces et les dessécher en vase de terre à fort feu, et quand elles seront cassantes, il faudra les mettre au circulatoire, bien mêlées avec la liqueur, pendant sept jours ; puis distiller par quatre fois la liqueur sur ses fèces chaque fois desséchées, et pour finir, distiller ou rectifier la liqueur seule par trois fois, à feu lent. Il n'est point de maladies humides ou froides, qui résistent à cette quintessence.

Eau-de-vie fortifiante et confortante

Broyer grossièrement ensemble, *gingembre blanc, cinamone, poivre cubèbe, clous de girofle mondès, noix de muscade, macis, cardamone, zédrac, galanga et poivre long,* par quantités égales ; verser sur le tout six parties d'eau-de-vie simple et soient mis dans une courge avec l'alambic aveugle, à digérer par quatorze jours ; puis distiller au bain-marie avec très petit feu lent. Soit remis cet esprit sur la matière derechef, soit distillé par huit jours, et celle plutôt trois fois que deux.

Lors, réduire en poudre grossière, *feuilles de sauge, de rue, de castor frais, écorce de citron, grains de laurier, fleurs de lavande* et *de romarin,* de chacun trois dragmes ; que le tout soit arrosé d'eau-de-vie, digéré, distillé et préparé comme les plantes précédentes. Après cette préparation il faudra réunir ces deux esprits et les distiller par trois fois ensemble et l'on aura cette eau-de-vie salutaire aux maux flegmatiques. Il faut prendre cette liqueur le matin à la quantité de deux dragmes dans de bon vin blanc, et elle fortifiera les faibles et tous ceux dont la complexion est défectueuse.

Eau-de-vie équilibrante

Mettre en eau-de-vie plusieurs fois distillée, *romarin, cinnamone, girofles, gingembres* et *macis,* avec une once de fines fleurs de soufre. Mettre le tout au circulatoire par trois jours, puis filtrer avec soin et distiller par quatre fois.

Cette eau, prise en petite quantité le matin et le soir, préserve des maladies infectieuses et rajeunit.

Esprits de vin essentiel, par un adepte

Faire digérer par quinze jours au bain-marie, une quelconque quantité de vin. Distiller l'esprit et le rectifier par trois fois, pour ôter le flegme. Mêler deux livres de cet esprit avec six livres du même vin, puis distiller, ne retirant que deux livres d'esprit. Mêler encore ces deux livres d'esprit avec six livres de vin digéré et en distiller seulement deux livres d'esprit; il faut réitérer ces opérations par sept fois, et ainsi, on obtiendra le vrai soufre du vin, qui est si volatil qu'en le versant par gouttes, d'assez haut, il s'évapore avant d'atteindre le sol.

Elixir de propriété de Paracelse selon Léfébure (1)

Pulvériser ensemble ; *mirrhe, aloès, safran oriental,* ana, quatre onces ; les mettre en un vaisseau de verre avec le double d'alcool de vin. Ajouter à ce mélange de l'huile de soufre rectifié et fait par la cloche, en temps de pluie, laquelle huile devra surnager sur la liqueur à l'éminence de trois doigts. Mettre le tout en digestion durant deux jours, en circulant souvent : séparer la teinture par inclinaison et la conserver à part.

Arroser le résidu avec de l'esprit de vin et le mettre à digérer pendant deux mois, circulant tous les jours, pour en tirer la teinture qu'on réunira à la première ; puis les distiller toutes deux ensemble.

Les vertus de cet élixir sont conservatrices, purificatives, stomacales, pulmonaires et cardiaques. Il prolonge la vie et préserve de tous les maux.

Sa dose est six à douze gouttes dans du vin blanc.

(1) Ainsi que nous le démontrerons dans un ouvrage spécial, cette interprétation de Léfébure est inexacte et insuffisamment spagyrique.

Le vrai procédé pour tirer la teinture du corail (1)

Il faut opérer sur du corail dur, serré et très rouge, le réduire en poudre impalpable et le mettre en un matras ; puis verser dessus du premier menstrue (*dont nous donnerons la préparation*) environ deux onces à la fois ; agiter de suite et reverser du menstrue sur la matière ; réitérer ainsi, jusqu'à l'éminence de quatre onces. Boucher le vaisseau de sa rencontre et le mettre en digestion au bain vaporeux de paille hachée et de chaux vive, durant trois semaines.

Ouvrir le vaisseau, verser le menstrue teint par inclinaison et le garder à part en vase clos. Remettre de nouveau menstrue sur le restant du corail et continuer la digestion et l'extraction, jusqu'à ce que le menstrue ne se colore plus. Joindre alors, toutes les eaux teintes et les filtrer, puis les mettre en une cucurbite au sable et en retirer le flegme ou liqueur, jusqu'à sec, à chaleur modérée. Au fond du vaisseau, sera une poudre rouge qui contient la vraie teinture et la vertu du corail.

Mettre cette poudre dans un vaisseau circulatoire, ou pélican, et verser dessus du second menstrue (*dont nous donnerons la préparation*), jusqu'à la hauteur de six doigts ; luter avec soin l'orifice du haut du vaisseau, après l'avoir clos d'un bouchon de verre ; placer ce vase au bain, et le tenir en digestion durant quarante jours, le menstrue tirera à soi, doucement, le soufre admirable du corail, avec sa teinture.

Cesser le feu, tirer et filtrer la teinture, la mettre dans une cucurbite et en retirer les deux tiers par distillation. Garder précieusement le reste comme l'un des meilleurs remèdes de la médecine spagyrique.

(1) Bien que le corail appartienne en dernier lieu au règne minéral, nous donnons ici l'extraction de sa teinture, parce qu'aujourd'hui elle est comprise dans les remèdes homéopathiques.

LE PREMIER MENSTRUE

Mêler quatre livres de tartre purifié et pulvérisé avec une livre de vitriol de Mars ; mettre ce mélange dans un ample matras et verser dessus trois livres d'eau vitriolique empreinte de son esprit sulfuré volatil. Adapter le vaisseau de rencontre, le luter et mettre le tout en digestion au bain vaporeux pendant sept jours.

Verser le produit de la digestion dans une cucurbite qui soit lutée d'argile jusqu'à mi-corps, pour la mettre au four de réverbération étant couverte de son chapiteau bien luté ; y adapter un récipient dont les joints soient aussi lutés, et donner le feu par degrés doucement tant que les gouttes commencent à se suivre ; laisser le feu à ce degré jusqu'à ce que les gouttes cessent de monter. A ce moment, augmenter le feu progressivement et tant que toutes les vapeurs soient passées et que le chapiteau s'éclaircisse de soi-même, alors cesser le feu et laisser refroidir le tout. Séparer de la liqueur distillée l'huile de tartre par le filtre et rectifier l'esprit aux cendres jusqu'à sec. On aura ainsi le premier menstrue pour ouvrir le corail sans calcination.

LE SECOND MENSTRUE DIT « AQUA TEMPERATA »

Mêler ensemble parties égales d'alcool de vin pur et d'esprit de sel diflegmé, peu à peu, puis les distiller par le bec de l'alambic aux cendres, quatre ou cinq fois, c'est à dire jusqu'à parfaite union. Ce menstrue servira à extraire le soufre interne du corail, que le premier menstrue cachait encore à l'ombre du corps.

OBSERVATION. — Les nombreuses opérations que nous venons d'exposer, ont pour but d'orienter l'étudiant dans la distinction qu'il doit faire entre les différents cas qu'il est à même de rencontrer dans le cours de ses études. Chaque maladie comporte un traitement particulier dépendant d'une ou de plusieurs plantes. La préparation des plantes varie avec leur espèce, leur genre, leur nature élémentaire et planétaire, et c'est en cela que seront utiles les précédents exemples.

Nous eussions pu mentionner ici les préparations de quelques auteurs célèbres, tels que Crollius, Fernel, Planis Campi, les chevaliers Boyle et Digby, le père de Castaigne, etc..., mais cela n'eût rien ajouté à la valeur hermétique de cet ouvrage, car ces auteurs, bien que réputés, furent loin d'égaler la science spagyrique des maîtres parmi lesquels nous avons guidé nos recherches.

Cependant, par crainte que certains ne s'égarent parmi ces divers procédés et n'arrivent pas à en tirer une idée générale suffisamment fondée, nous avons cru devoir résumer tous ces principes, en une synthèse courte et précise, dont la pratique peut s'appliquer à la majorité des cas. C'est ce qui motive le chapitre suivant.

Synthèse théorique et pratique de l'extraction de la vraie quintessence des plantes, par art spagirique

Tous les mixtes sont formés de l'union d'une Substance vitale-active et d'une matière neutre-passive; ce sont l'âme et le corps, l'esprit et la matière, le pur et l'impur. La vie et la vertu sont contenues dans la *Substance essentielle* animant la matière corporelle, qui retient et fixe la substance. Pour extraire le principe actif pur d'un végétal, il convient de séparer par art la substance essentielle de son corps matériel, car ce corps impur et grossier emprisonne l'âme et la retient, au point de neutraliser son action.

L'âme n'est en puissance de toute sa vertu qu'étant séparée de son corps.

Pour que cette séparation s'effectue normalement, il faut résoudre le mixte en ses éléments primitifs par rétrogression ; c'est ce que les anciens appellent *réincrûder* la matière. Dans cette œuvre, l'*involution*, ou le retour de la matière en ses premiers principes, doit toujours précéder l'*évolution*, car toute génération naît de la putréfaction.

La putréfaction prend naissance d'une *humidité chaude* de la nature du Printemps, qui corrompt les semences et les *réincrûde* avant qu'elles ne puissent engendrer et végéter. La rétrogression du mixte vers sa matière élémentaire n'est autre chose que la destruction de sa forme par son retour au chaos primitif.

Ce chaos est l'eau primordiale qui contient les éléments de la vie et de la forme à l'état embryonnaire.

Il faut donc, premièrement, corrompre les mixtes par l'*humidité chaude* d'où naît la *Putréfaction* et ainsi les résoudre en leur eau élementaire. Voici la succession générale des opérations spagyriques sur les plantes.

Mettre dans un vaisseau de verre ou matras clos, une certaine quantité de plante fraîche, réduite en petits morceaux, avec un peu d'eau de pluie soigneusement filtrée, de façon que le contenu n'excède pas la moitié de la capacité du matras. Soumettre ce vaisseau bien luté et fermé à l'action uniforme et continue d'une chaleur humide et lente, durant quarante jours. Au bout de ce temps, la matière ayant perdu sa forme, se sera résoute en une eau cahotique qu'il faut séparer du résidu par expression faible, puis ensuite la clarifier par filtration. Remettre ensuite cette eau dans un vaisseau avec une nouvelle quantité de la plante préparée comme devant, et faire fermenter ou putréfier le tout, par chaleur humide, pendant trente jours. Séparer et filtrer la nouvelle eau obtenue et la mettre à digérer seule, durant huit jours, au bain-marie. Il faut alors distiller cette eau selon les règles de l'art, par un feu lent et régulier, de façon que la matière distille lentement et sans agitation ; on doit augmenter ce feu quand son action se ralentit, par degrés progressifs, et ceci se doit faire avec prudence et subtilité, ainsi qu'il est enseigné en son lieu.

Quand tout le flegme ou eau insipide sera sortie, on la tirera à part, pour pouvoir distiller l'esprit sans mélange. Une fois l'esprit distillé et mis à part, on poussera le feu pour faire monter l'huile ou essence, qui sera recueillie séparément. Cela étant, il faudra extraire le résidu du vaisseau et le faire calciner progressivement entre deux creusets renversés tant qu'il soit réduit en cendre blanche. Cette cendre se doit dissoudre dans le flegme tiré de la distillation, et cette dissolution se doit filtrer et évaporer dans un vase large et plat, au fond duquel restera le sel cristallin.

Il faut laver et fondre ce sel en eau de pluie clarifiée et faire évaporer cette eau pour obtenir le sel pur et diaphane. Parvenu à ce point de l'œuvre, on possède les trois principes constitutifs de la plante séparés ; l'esprit ou *mercure*, l'essence ou *soufre* et le *sel*.

L'esprit se doit rectifier par distillations jusqu'à ce qu'il soit pur et subtil.

L'essence et le sel se doivent ennoblir l'un par l'autre. On doit dissoudre le sel dans l'huile essentielle et les faire circuler ensemble par quinze jours à lente chaleur, au pélican, jusqu'à ce que l'huile soit imprégnée de la partie volatile du sel. Il faut ensuite rectifier cette essence par distillations, tant qu'elle soit légère et pure, et il ne restera plus qu'à la joindre à son esprit. Pour ce faire, il faut mettre l'esprit et l'essence ensemble, par quinze jours ou plus, au circulatoire d'Hermès (pélican), à douce chaleur, de façon que l'esprit et l'huile soient inséparablement unis l'un à l'autre, en une seule liqueur, qu'il faudra ensuite rectifier trois fois. Cette liqueur est une vraie quintessence, formée de l'union des principes du mixte spiritualisés : *Mercure* (esprit), *Soufre* (huile), unis par le *Sel* volatil ; car toute quintessence se doit former des trois principes réunis et non pas seulement du *seul Esprit*, comme l'ont crû quelques-uns.

Ce travail est long et pénible, car il y faut apporter patience et industrie ; mais les anciens vivaient simplement, et leurs mœurs étaient pures ; leur temps n'était pas encombré par un inutile bagage de conventions, de contingences, et d'habitudes frivoles ; ainsi, pouvaient-ils se consacrer à l'accomplissement d'œuvres nobles et saintes.

Pour clore ce chapitre, nous dirons avec le judicieux Guy de la Brosse (1620), que toutes les parties des mixtes n'ont pas une égale vertu, et que pour en préparer des remèdes anodins, il faut séparer du corps de la plante, l'organe où la vertu réside.

Toutefois, la quintessence devant être empreinte de la nature astrale de la plante dont on l'extrait, et cette nature planétaire étant répartie dans le corps entier de cette plante, il convient d'opérer sur ce corps dans *l'état où il se trouve*, au temps requis pour le cueillir, selon le genre et l'espèce auxquels la plante appartient.

TROISIÈME PARTIE

La Médecine de Van Helmont
Confection des Alkaests et des Menstrues Véhicules

De la médecine spagyrique de Van Helmont et de Paracelse

Après l'exposé succinct des préparations de la *chimie ancienne élémentaire*, après l'étude approfondie des opérations de la *chimie spagyrique* des maîtres anciens, il convient d'éclaircir les œuvres philosophiques d'un savant médecin, dont la doctrine, issue de celle de Paracelse, eut à l'époque une grande influence. Van Helmont, homme savant et sincère, péchait cependant en deux points essentiels : il avait en lui une trop grande confiance, et il n'eut jamais la clé du sanctuaire hermétique.

Adversaire déclaré de l'alchimie, il ne fut convaincu que grâce à l'intervention d'un adepte qui opéra la transmutation sous ses yeux.

La base des travaux de ce philosophe est dans la préparation des remèdes par l'*Alkaest* ou dissolvant universel, à l'aide duquel Van Helmont prétend pouvoir réduire tous les mixtes en leurs principes séparés les uns des autres, tout en conservant à leur semence sa vertu végétative.

Helmont dit avoir retrouvé le grand Alkaest de Paracelse ; or, ce dernier n'a jamais parlé de cet Alkaest qu'en quelques mots très brefs et fort peu édifiants, bien qu'ailleurs, il parle de plusieurs arcanes ayant les propriétés de l'Alkaest, sans toutefois les désigner par ce nom.

Helmont est aussi muet que Paracelse sur la composition de l'Alkaest et l'on peut se demander si jamais il eut cet arcane en sa possession, ou bien s'il ne connut que quelque chose d'approchant.

Or, Helmont ne dévoilant pas la formule de son Alkaest, recommande de se servir, à défaut de cet arcane, des alcalis volatilisés, et il conseille de choisir, entre tous les sels, celui de tartre comme étant le meilleur et le plus pénétrant. Ce sel, dit-il, étant volatilisé, égale en vertu les plus grands arcanes par sa nature résolutive et détersive et parce qu'ainsi il peut pénétrer dans le corps humain, jusqu'à la quatrième digestion, résolvant en passant les humeurs excrémentielles, et les coagulations contre nature qu'il rencontre dans les vaisseaux. Ce sel, ajoute-t-il, entraîne avec lui toutes les résidences qui se trouvent dans les veines, il résout les obstructions les plus obstinées, dissipant ainsi la cause matérielle des maladies. Son esprit est si pénétrant et actif que rien ne peut atteindre jusquoù il peut aller et qu'il nettoye le corps de toutes ses impuretés.

L'esprit de ces sels volatils est d'une admirable qualité résolutive, car il peut dissoudre tous les simples, après quoi il se coagule dessus, empruntant leur vertu spécifique, qui, dans le corps humain, guérit les maux les plus opiniâtres et toutes les fièvres.

Voilà, en résumé, l'exposé de la doctrine de Van Helmont touchant les alcalis volatils, doctrine qui, paraît-il, est très véritable, si l'on en croit le témoignage de plusieurs de ses disciples et entre autres de Georges Starkey.

Aperçu des préparations de Van Helmont

Parmi les procédés qu'Helmont indique pour volatiliser les alcalis, l'un des meilleurs est la préparation qui s'en fait avec les huiles végétales, *tirées par expression*. Ces huiles bouillies dans des lessives d'alcalis, forment un savon qui contient peu de sel volatil par lui-même, tandis que son caput-mortum contient beaucoup de sel fixe.

Les huiles essentielles ou distillées ne peuvent, de par leur volatilité, se bouillir avec des lessives, pour en faire du savon. Mais il existe, dit Helmont, une voie plus secrète, par laquelle ces huiles et le sel de tartre sont réduits, non en savon, mais en sel volatil diaphane, qui se dissout dans l'eau. Dans cette opération, une partie d'alcali change deux ou trois parties d'huile en pur sel, sans aucune oléoginosité, à l'exception d'une petite portion d'huile qui se change en résine, distincte du sel.

Ce sel se dissout comme tout autre sel; si la dissolution est évaporée jusqu'à cuticule, il se cristallisera en la couleur de la plante dont l'huile fut extraite; ce sel est tellement mortifié et doux, qu'on peut, sans inconvénient, le tenir dans la bouche.

Les huiles distillées, encore que chaudes et d'un goût piquant, ne retiennent dans cette opération, de la *saveur* et de l'*odeur*, que ce qui est inséparable à la vie moyenne du mixte, encore que les remèdes que l'on en prépare soient tempérés, diurétiques et légèrement diaphorétiques.

Par cette voie, les sels sont entièrement volatilisés, et ne laissent aucun sel fixe dans la terre morte.

Cette opération se peut faire aisément en deux mois, en assez grande quantité, pourvu qu'on procède comme l'enseigne Helmont, savoir : *fine, aqua, occulta, e artificiosa circulatione;* pour parler plus clairement, il faut que la digestion se fasse au centre le plus profond de la matière.

La chaleur nécessaire pour cela ne doit jamais excéder celle du Soleil au printemps, en laquelle chaleur seule, par art, le sel reçoit une détermination fermentative des huiles, comme ces huiles en reçoivent une du sel. Ainsi, de ces deux choses naît un sel volatil tempéré, de la nature de ceux qui l'ont engendré, car il reçoit une vertu diurétique et détersive de l'alcali, et une nature balsamique de l'huile, par lesquelles il pénètre dans les principes qui nous constituent. Ce sel ainsi élixiré est tellement volatil qu'on le peut dissoudre ou cuire dans l'eau sans qu'il perde de sa vertu.

Cet élixir est le vrai correctif des venins végétaux qu'il mortifie immédiatement. Ainsi, l'*ellébore*, l'*aconit*, la *jusquiame*, l'*élatérium*, etc..., par simple mélange avec ce tartre volatil, deviennent aussitôt doux, et cela par une chaleur pareille à celle du corps humain. Par une courte, mais très artificielle digestion, on peut, avec cet élixir, obtenir des sels volatils des plantes qui ne rendent point d'huile essentielle lorsqu'on les distille avec de l'eau, comme de l'*ellébore*, du *jalap*, de la *bryone*, de l'*enula campana*, etc..., qui deviennent de salutaires remèdes, étant corrigés de cette manière ; car, outre leurs propriétés particulières, elles ont encore celles de l'élixir qui leur est conjoint et qui est, lui seul, un *être balsamique* d'une grande vertu dans les cas désespérés.

Lors, dit Helmont, *si vous voulez devenir un vrai enfant de la Science, apprenez à vous servir des sels, selon leur vraie préparation philosophique, et non pas par les préparations ordinaires, où l'on se contente de les extraire de la cendre des plantes par une lessive qu'on filtre et qu'on coagule ; car ils ne peuvent en cet état, aller plus loin que la seconde digestion ; mais étant volatilisés, ils deviennent des teintures balsamiques, amies de notre nature, dont ils sont aisément reçus, jusque dans les principes qui nous constituent, selon la nature du mixte dont le* crasis *est contenu dans le sel volatil.*

Traitement des alcalis selon G. Starkey

L'un des meilleurs disciples de Van Helmont, fut Georges Starkey, auquel nous allons emprunter quelques indications utiles à la confection des alcalis volatilisés. Voici un résumé de ses opinions, concernant ce sujet.

Il y a deux manières de volatiliser les alcalis ; par *alcoolisation* et par *élixiration.*

L'*alcoolisation* est une imbibition et une circulation d'un esprit volatil sur un alcali fixe, jusqu'à ce que des deux, il se fasse un produit neutre différent de l'un et de l'autre ; or comme il est trois espèces d'esprits : Acide, alcalin et vineux, on peut faire trois sortes d'alcalis alcoolisés, auxquels on a donné les noms d'*arcanum ponticitatis*, d'*arcanum microscomi* et d'*arcanum samech.*

L'*élixiration* se fait par l'imbibition d'une huile essentielle ou distillée, ou d'une teinture essentielle, sur un alcali, jusqu'à ce que des deux, il se fasse un sel volatil de la nature de l'huile ou teinture employée.

De ces diverses opérations, la plus aisée est l'*arcanum ponticitatis* qui consiste à provoquer une ébullition en versant un acide sur un alcali jusqu'à saturation, ce qui détruit la corrosion ignée de l'alcali et le rend volatil. Ce résultat s'obtient par de réitérées cohobations de l'acide sur l'alcali qui, après l'effervescence, se doit mêler avec du *bol* et être distillé à la manière de l'esprit de sel ou de nitre, jusqu'à ce que plus rien ne distille. Il faut ensuite cohober de nouvel esprit acide sur le *Caput-mortum* jusqu'à ce qu'il en soit rassasié, puis le distiller de nouveau à fort feu, répétant ce travail tant que tout l'alcali soit monté avec l'esprit acide.

Cela se peut faire avec l'esprit de vitriol, de sel ou de nitre, ou le vinaigre distillé, dont le résultat est un *Acétum forté* ou *acétum radicis*, comme l'appelle Paracelse.

Il est une autre voie, sans distillation, par laquelle il suffit d'imbiber l'alcali d'un esprit jusqu'à production d'un sel qu'on déflegmera et qu'on joindra avec la teinture rectifiée d'un mixte, en les digérant jusqu'à cristallisation colorée, qui contient le *crasis* du mixte.

Mais il est d'autres préparations plus efficaces dont nous donnerons quelques aperçus.

Remarque. — Il faut remarquer que l'acidité des esprits de nitre et de vitriol est très différente de l'acidité de l'estomac qui est un principe fermentatif. Il faut donc trouver un moyen pour que la dernière transformât les premières en sa nature, car l'acide stomacal peut éteindre la nature ignée d'un alcali, s'il n'est pas en excès dans le remède, et n'est pas de nature minérale. Il faut donc être très prudent en ce qui regarde les sels d'origine minérale, dont les préparations exigent une habileté exceptionnelle de la part de l'artiste.

Pour conclure, il faut arriver à produire un sel neutre très pur, sans acrimonie qui, par une longue digestion et circulation avec l'essence d'un mixte, devient anodin, doux, subtil et qui, par sa volatilité, exalte la vertu du mixte avec lequel il pénètre dans l'organisme jusqu'aux dernières digestions. La meilleure voie est d'obtenir la volatilisation par les huiles essentielles ou par les esprits vineux qui sont des soufres volatils de nature beaucoup plus noble que celle des acides minéraux.

Il les faut conjoindre sans aucune eau, par une secrète circulation et en l'espace de trois mois, ils se changeront en sel volatil. Les alcalis et les huiles essentielles, exactement préparés, s'embrassent par des liens d'amour, ce qui paraît par une odeur ammoniacale que dégage le mélange, en consistance de crème savonneuse.

Il faut continuer la décoction tant que le mélange se puisse dissoudre dans l'esprit de vin, sans qu'il monte à la surface aucune matière grasse et que l'esprit s'unisse au mélange intimement et inséparablement.

Rectifier cette solution à chaleur modérée et il montera d'abord un esprit volatil brûlant, ayant le goût et l'odeur de l'huile, et après la sortie du flegme insipide, il restera au fond du vaisseau un élixir balsamique teint.

L'esprit étant bien déflegmé, l'unir à cet élixir, les digérant ensemble jusqu'à parfaite union. Mais, pour obtenir un élixir parfait, il le faut dessécher et cristalliser, sans aucune addition et sans aucune chaleur culinaire séparatrice, et le nourrir lentement de son huile tant qu'il en ait bu trois fois sa propre quantité. L'air engendrera le froid et le sec, et le feu, *non vulgaire*, produira le chaud et l'humide. Entendez bien cela, et le secret de l'Alkaest, et les mystères du Soleil et du Mercure vous seront révélés.

Procédés de la volatilisation des alcalis

Pour aider les chercheurs dans cette voie, nous leurs offrons plusieurs procédés, pris parmi les meilleurs.

Premier procédé pour volatiliser le sel de tartre

Faire dissoudre du sel de tartre très blanc dans du vinaigre distillé, filtrer et évaporer jusqu'à pellicule, puis y mêler deux fois autant de sable fin et blanc, les réverbérer ensemble pendant douze heures dans un vaisseau de terre non vernissé. Redissoudre en vinaigre ce sel réverbéré ; filtrer, évaporer, réverbérer et dissoudre tant que le sel de tartre soit blanc comme neige.

Redissoudre ce sel en vinaigre distillé, le faire évaporer au bain-marie et le dissoudre encore jusqu'à ce que le vinaigre devienne âcre et piquant.

Faire doucement sécher ce sel et y ajouter son poids d'esprit de vin, les digérant ensemble ; puis, distiller à lente chaleur et remettre de nouvel esprit pour digérer à nouveau.

Continuer ce travail tant que l'esprit de vin sorte aussi fort qu'avant son emploi.

Faire évaporer doucement et sublimer le sel par feu de degré et le garder en vase clos.

Deuxième procédé pour volatiliser le sel de tartre

Arroser du sel de tartre pur avec son esprit jusqu'à complète saturation ; le mettre en un matras de verre avec son chapiteau et récipient bien luté et distiller jusqu'à siccité. Extraire le peu de sel fixe qui restera dans le matras après la distillation et le calciner en un creuset au feu de fusion.

Remettre ce sel dans le matras et cohober dessus, la liqueur tirée en distillant.

Distiller à nouveau comme la première fois et répéter cette opération jusqu'à ce que le sel fixe ait absorbé tout l'esprit de tartre, ce qui doit arriver à la septième distillation.

Verser ensuite de l'esprit de vin, rectifier sur le sel ainsi préparé et faire distiller jusqu'à ce que le sel fixe ait absorbé tout l'esprit de vin.

Troisième procédé pour volatiliser le sel de tartre

Piler à part sel de tartre et salpêtre de chacun une livre et les mêler ensuite. Mettre le tout dans une marmite de fer propre et faire détonner avec un charbon allumé, en agitant la matière avec une tige de fer, jusqu'à ce que la couleur rouge disparaisse et que le sel devienne très blanc. Pour avoir l'alcali de tartre pur, il faut le faire calciner au four jusqu'à ce qu'il soit en une masse blanche; puis, mettre en creuset au four à vent le tartre calciné par le nitre, ci-dessus décrit, jusqu'à ce qu'il fonde, le verser dans un mortier de bronze chauffé et il se dissoudra en une masse alcaline bleuâtre qui fond à l'air. Prendre ce sel calciné et le dissoudre en eau bouillante en agitant; laisser reposer jusqu'à clarification et que les impuretés restant au fond. Verser doucement le clair et faire évaporer jusqu'à sec.

Pour l'avoir parfaitement pur, il faut prendre la dissolution de l'un des sels avant évaporation, et le mêler avec autant de chaux vive claire dans de l'eau et les laisser quinze jours fermenter en un vase de grès couvert, verser le clair doucement et évaporer à sec en vase propre et l'on aura un sel volatil blanc et pur.

Le sel volatil ainsi obtenu, il faut le mettre à lente digestion avec l'huile exprimée de la plante qu'on aura choisie. Cette digestion doit être longue, selon Helmont, et se doit terminer par une longue circulation de manière à volatiliser à nouveau le sel obtenu.

Ce sel digéré à très douce chaleur avec de l'esprit de vin, lui communique la teinture de la plante et laisse, par plusieurs opérations, le sel dépouillé de sa teinture. Cet esprit distillé à lente chaleur, laissera la teinture au fond du vaisseau, et ce sera le *crasis* pur de la plante, qui est un excellent remède, quand on désire avoir la teinture séparée du sel.

Préparation de l'élixir Samech selon Georges Starkey

Starkey parle d'un certain élixir Samech qu'on obtient d'abord par l'union des alcalis volatilisés par les huiles essentielles avec les alcalis volatilisés par l'esprit de vin.

La base de l'opération consiste à distiller et cohober l'huile de térébenthine avec du soufre-vif jusqu'à union parfaite ; y mêler ensuite du sel de tartre, et en extraire la teinture avec de l'esprit de vin.

Après qu'on a dissous le Samech dans de l'esprit de vin aromatisé avec de la canelle, et qu'on en a séparé l'esprit par la distillation, on déflegme cet esprit et aussi le Samech puis on les mêle intimement. Ensuite, il faut prendre du *safran*, de la *myrrhe*, de l'*aloès*, ou des trois ensemble et les réduire en poudre qu'on mêlera avec son poids de tartre, par une digestion artificielle tellement active qu'ils rendent leur teinture corrigée et exaltée. Cette teinture extraite par l'alcool aromatisé par la canelle, doit être ajoutée à l'élixir de Samech, dont ensuite on tirera un esprit d'excellente odeur. Le baume et l'esprit étant réunis par une secrète digestion, produiront un Samech ou élixir de propriété de bonne odeur qui égalera le même élixir fait par l'Alkaest. Pour augmenter la vertu de cet élixir, faites qu'il se granule lui-même par degrés jusqu'à dessication. Nourrissez-le après avec un esprit aromatisé, six ou huit fois, le desséchant à l'air à chaque fois et l'humectant ; par le feu de sable modéré, faites-le sublimer et vous aurez le Samech, l'huile élixirée et les teintures glorifiées sublimées ensemble, dont les vertus sont admirables. La dose est de dix à vingt grains.

Le procédé peut servir à préparer toutes les teintures végétales, et voici les divers mélanges qui leur conviennent le mieux.

L'*ellébore* qui est sphénique et céphalique, se prépare avec la racine d'*Asarum* et de *Jalap*. Le *Jalap* se marie avec l'*Opium*.

Pour faire un hépatique, il faut mêler la racine d'*Emula campana* avec la *rhubarbe* et les racines de *raves sauvages*. Pour un stomachique, joindre le *safran*, les fleurs de *romarin* et les racines de *bistorte*. Pour un puissant diaphorétique, mêler de la racine de *bistorte*, du *safran*, et de l'*opium*.

Un parfait diurétique se fait avec la *rhubarbe*, le *safran* et le *satyrion* duquel Paracelse et Helmont font leur *Aroph*. Contre la constipation, mêler la *Coloquinte*, l'*aloès* et le *baume du Pérou*. Contre la toux et le flux : *opium*, *caranna* et *gomme-gutte*.

De cette manière, on pourra varier les compositions d'après les principes expérimentés, et selon les divers cas que l'on aura à traiter.

De l'Alkaest de Van Helmont et des Alkaests en général

L'Alkaest de Van Helmont va nous amener à parler des dissolvants dont les maîtres ont fait mention dans leurs œuvres.

Tout d'abord, et pour résoudre radicalement une partie de la question, il n'y a qu'un seul dissolvant universel qui est le *Mercure des philosophes*, et comme Van Helmont ignorait la composition de ce mercure, son Alkaest ne pouvait être qu'un dissolvant particulier. La confiance que ce philosophe avait en lui et l'enthousiasme qu'il manifestait pour tout ce qu'il découvrait, ont dû faire qu'il s'exagérait à lui-même les vertus de son Alkaest, duquel d'ailleurs, il n'a jamais révélé la confection. Voici ce qu'il en dit : *Quand l'alkaest a parfaitement dissous une plante, on en distingue toutes les impuretés entre lesquelles se trouve toujours une liqueur distincte des autres en couleur, qui est une substance subtile contenant tout le crasis du mixte.* Et il ajoute : *Aussi est-ce là la meilleure de toutes les préparations, et surtout quand le corps du mixte y est résout en une douce tépidité. Quand on y dissout un simple qui rend de l'huile, l'huile se sépare de la liqueur mercurielle, et cette huile et cette liqueur se séparent du dissolvant pour être digérées à la même chaleur, en un sel qui est le* PREMIER-ÊTRE *de la plante. L'alkaest se peut séparer du corps qu'il a dissous, et le remède préparé ne possède que la vertu du mixte dont il a été fait, qui est plus précise et exaltée; tandis que l'alcali volatil reste uni avec la teinture balsamique de l'huile qu'il a volatilisé, et avec les essences des végétaux qu'on y a ajoutés, et s'enrichit de leurs vertus médicinales.* »

Donc les vertus que Helmont attribue à son Alkaest sont les mêmes que les sages accordent à leur mercure, *inconnu de Helmont*. Que faut-il en conclure ?

Malgré l'obscurité qui règne sur la composition des Alkaests, tant de Helmont que de Paracelse, il n'est pas impossible, *étant dans la vraie voie*, d'en pénétrer la nature particulière, et c'est ce que nous allons tenter de démontrer. La plupart des auteurs ont cru que l'alkaest était un alcali volatilisé et suprêmement exalté. C'est ainsi qu'un certain sieur Le Pelletier, de Rouen, publia, vers 1700, un traité de l'Alkaest dont il prend l'origine dans l'urine humaine ; erreur et candeur ! Est-il permis de croire qu'un arcane universel se puisse tirer d'une matière animale ?

Paracelse, dans le traité *de la Force des membres*, chapitre VI, a parlé de l'Alkaest à propos des maladies de foie.

« *L'Alkaest, dit-il, est un grand confortatif du foie ; la manière de faire cette liqueur n'est autre que de résoudre le sujet coagulé; on le coagule derechef en une autre forme et on le résout à nouveau, et ainsi de suite, jusqu'à ce qu'il ait surmonté son semblable.* »

C'est là tout ce que Paracelse a dit de l'Alkaest.

Helmont, de cela, a conclu qu'il s'agissait d'un certain *sel circulé* que Paracelse nommé quelque part, *Grand-circulé*. Or, on peut en effet tirer un puissant dissolvant du sel commun ou du nitre, par résolution et circulation réitérées, mais cela ne peut être l'Alkaest dont parle Helmont, car tout arcane ayant des propriétés universelles, ne se peut trouver qu'en le *règne métallique* et c'est ce qui a fait dire à Gérard Dornée et à Martin Rollandus, que l'Alkaest de Paracelse, était *un mercure préparé*.

Il ressort de ceci que l'Alkaest de Helmont ne peut être le même que celui de Paracelse. Helmont, quelque part, parle obscurément d'une préparation à base d'antimoine qui consiste à extraire le principe mercuriel de ce minéral et à le dissoudre dans l'essence de térébenthine exaltée, par circulations et sublimations réitérées, jusqu'à parfaite union. Il faut ensuite dissoudre ce produit dans un alkaest de nitre et les circuler ensemble de façon qu'ils ne fassent plus qu'un seul corps. Nous pensons que l'esprit de vin intervient dans la purification de ce menstrue minéral, qui, en effet, a quelques-unes des vertus que Helmont attribue à l'Alkest. Mais, parmi les dissolvants ou menstrues qu'employaient Raymond Lulle et Paracelse, il en est qui se rapprochent bien davantage dudit Alkaest.

Tout d'abord, pour obtenir un Alkaest digne de ce nom, il faut être possesseur des Alkaests salins du *tartre*, du *nitre* et du *sel commun*, à l'aide desquels on peut dissoudre intimement la substance mercurielle de certains métaux. Néanmoins, aucun de ces menstrues ne peut égaler la vertu du *mercure des philosophes*, mais ce sujet étant l'apanage des seuls enfants d'Hermès, nous n'en ferons pas ici mention. Outre les trois menstrues salins ci-dessus désignés, il faut savoir extraire de l'eau de pluie d'orage un esprit divin, par lequel on peut ennoblir *tous les menstrues minéraux*, par art spagyrique. L'esprit de vin subtilié et exalté par les moyens dont nous avons parlé précédemment, est un puissant agent de purification et d'acuité, dans la confection des menstrues. Voilà donc les cinq esprits requis en l'œuvre des Alkaests, dont la composition fut toujours cachée et que nous dévoilons *pour la première fois.* Mais il est bien entendu que cette œuvre ne se peut faire que par *art spagyrique* et non par la chimie vulgaire ; il faut donc méditer judicieusement sur tout ce que nous avons dit et dirons encore de cet art.

Outre ces cinq esprits ou menstrues premiers, l'œuvre des alkaests requiert le concours de certains métaux mercuriels, car il ne saurait exister d'alkaest *hors du règne minéral.* Ces métaux sont le plomb, l'antimoine, le mercure, l'étain et enfin le *metallus-primus*, le plus noble de tous, celui dont se servait Paracelse, *et que nous laissons aux chercheurs le soin de découvrir.* Les trois premiers esprits salins sont actifs d'abord, mais ils doivent être subtilisés par la *quintessence du vin* et ennoblis, atténués et évolués par l'*esprit tiré de l'eau de pluie.*

De la quintessence des sels selon Paracelse

Voici ce que dit Paracelse en ce qui concerne l'extraction de la Quintessence des sels.

« *Cohober plusieurs fois les sels avec leur propre liqueur, purifier avec le flegme, séparer le corps en forme visqueuse jusqu'à ce que l'esprit fixé demeure au fond ; dissoudre cet esprit fixe dans sa propre liqueur et pendant l'effervescence, séparer le pur de l'impur avec l'esprit de vin.* »

Jamais un menstrue phylosophique ne doit être corrosif comme les eaux-fortes vulgaires, car sa fonction est de fortifier, de conserver, de purifier, d'exalter, de séparer l'âme du corps et non pas de détruire comme le font les eaux-fortes.

A ce sujet, il convient de méditer ce que nous avons déjà dit des *feux froids*. Les esprits salins ne servent au début de l'opération que comme *principes actifs*, mais leur nature destructrice et corrosive doit ensuite s'atténuer et se modifier pour acquérir une latitude plus noble, plus subtile et permanente. Ce que nous avons dit de la volatilisation du *tartre* doit suffire pour qu'on en puisse extraire un subtil dissolvant ; mais pour ce qui est du *sel commun* et du *nitre*, nous en parlerons assez clairement pour qu'un disciple avisé soit en mesure d'en tirer l'essence. Voici le processus opératoire par lequel on peut faire l'alkaest de sel commun ou *Petit circulé de Paracelse :*

Calciner quatre fois du sel commun décripité avec autant de chaux vive en poudre, la première fois quatre heures durant, puis diminuer d'une heure par chaque calcination. Dissoudre en beaucoup d'eau, filtrer et coaguler entre chaque distillation. Verser sept parties d'esprit de sel sur une de sel préparé, digérer pour le dissoudre et mettre le tout à putréfier au bain vaporeux par trente jours, distiller en séparant le flegme qui monte d'abord, et remettre sur la matière dorée qui devient rouge, l'esprit le plus fort. Dissoudre et putréfier comme dessus, et ce, tant de fois que la matière soit comme huile rouge qui est la *quintessence du Sel.*

Pour la subtiliser davantage, et lui ôter toute acrimonie, il la faut circuler avec l'esprit de vin, puis distiller en cohobant plusieurs fois l'esprit sur le résidu. Pour l'exhalter, il faut tirer le flegme, puis l'élément de l'air ou huile par lequel il faut tirer l'élément du feu, qui reste au fond. Mais, pour l'*initié*, il existe un merveilleux séparateur à l'aide duquel le flegme est chassé, ce qui abrège de moitié ce travail.

L'influence de l'esprit d'eau de pluie intervient ensuite.

Processus opératoire de l'alkaest de nitre

Il faut dissoudre le sel nitre en eau de pluie d'orage clarifiée par le sable et évaporer tant de fois, que le nitre soit sans acrimonie, ni odeur. Il le faut, après, mettre en fusion en un creuset de fonte en y jetant petit à petit des parcelles de charbon, au fur et à mesure qu'elles détonneront, ce qu'il faut réitérer durant deux ou trois heures, ou tant que le nitre soit fixe et de couleur verdâtre. Le mettre en poudre fine et le résoudre en eau par déliquium à la cave ; le filtrer, coaguler et sécher ensuite. Le pulvériser et en dissoudre une partie avec quatre d'esprit de nitre bien déflegmé. Laisser passer l'ébullition et digérer aux cendres ; ajouter de nouvel esprit et redigérer encore, le tout par trois fois. Calciner ensuite la matière à feu de roue par deux ou trois heures, jusqu'à rougeur de rubis. Pour en tirer l'esprit, il faut pulvériser cette matière et la putréfier en plusieurs vaisseaux au bain vaporeux, jusqu'à ce qu'elle ait l'odeur du soufre et que les esprits commencent à monter. Distiller au bain pour ôter le flegme, puis aux cendres pour avoir l'esprit ; l'on aura ainsi les éléments Feu, Eau et Air.

Pour avoir la Terre, il faut calciner les fèces par le miroir ardent ou à feu fort, et les dissoudre en leur eau, puis filtrer et cristalliser. Dissoudre en cristaux dans leur esprit à raison d'une partie pour quatre d'esprit ; digérer, cohober tant que tout passe en esprit mercuriel exubéré qu'il faut cuire à l'athanor tant que passeront les couleurs. Il faut ensuite traiter cette liqueur par l'esprit de vin, comme nous l'avons indiqué. Comme l'esprit de sel commun, *il faut ensuite ennoblir ce menstrue par l'esprit tiré de l'eau de pluie, qui en fait un alkaest.*

Nota : Il est sous-entendu que ces quintessences de sel et de nitre, n'ont rien de commun avec les esprits ordinaires de ces sels.

De la séparation des éléments des métaux selon Paracelse

Faites eau-forte de salpêtre, vitriol et alun par parties égales, en cohobant l'eau distillée plusieurs fois sur ses fèces et distillez encore. Dans cette eau-forte, clarifiez une petite quantité d'argent pour l'atténuer, que vous séparerez après par précipitation avec le *sel d'ammoniac.* Cela fait, faites dissoudre en cette eau tel métal que vous voudrez en forme de grenaille, séparez l'eau par le bain et cohobez sur le résidu et cela tant de fois qu'il se forme une huile au fond du vase ; celle d'or sera éclatante, celle d'argent sera bleu céleste, celle du fer sera grenat, de cuivre verte, de mercure blanche, de plomb grisâtre et d'étain jaunâtre.

Nota. — Raymond Lulle, parlant de cette séparation d'éléments, laisse entendre que ce sel ammoniac est une *quintessence de mercure.*

Remarque. — Dans cette opération les métaux se divisent en deux parties distinctes : la quintessence et le corps, qui l'une et l'autre sont en forme de liquide épais et visqueux, et qui, après leur séparation, ne se peuvent plus joindre. L'huile grasse du corps impur est blanchâtre, tandis que l'huile quintessentielle est colorée de la teinture du métal, ainsi que nous l'avons dit ci-devant.

Paracelse ajoute ceci au précédent procédé :

« *Dissolvez le métal en eau, comme ci-dessus, distillez au bain en cohobant, putréfiez autant de temps qu'il devienne huile épaisse qu'il faut distiller en de petits alambics, et une partie du métal restera au fond qu'il faut remettre en huile comme auparavant, et ainsi tant que tout soit réduit en huile. Putréfiez encore pendant un mois, à petit feu. Les vapeurs monteront et fleureront dans le récipient et vous séparerez cette distillation ; enfin monteront deux couleurs obscures, l'une blanche et l'autre selon le métal. Séparez ces deux couleurs afin que la quintessence reste au fond et que la blanche impure surnage. Séparez-les par l'entonnoir et conservez la quintessence sur laquelle vous verserez de l'esprit de vin rectifié et ferez digérer le tout ensemble tant que l'aridité soit séparée de l'essence métallique, en réitérant l'opération. Enfin, mettez dessus de l'eau, distillez et lavez tant que l'essence soit dulcifiée. Ainsi se fait la quintessence des métaux.* »

Ce procédé de Paracelse est évidemment incomplet et impropre à donner la pure quintessence des métaux. Mais il peut orienter le disciple en la confection des alkaests dans laquelle entre le principe mercuriel de l'un des cinq métaux dont nous avons parlé.

En résumé, l'œuvre des alkaests consiste à obtenir l'esprit menstruel subtil et essentiel de l'un des trois sels désignés, à y dissoudre l'un des cinq métaux mercuriels dont nous avons parlé (après une préparation préalable) et à les circuler et résoudre l'un sur l'autre jusqu'à complète assimilation. Il faut ensuite exalter et purifier cette liqueur par l'esprit de vin et l'*ennoblir*, la *dignifier* et la *subtiliser* par l'esprit d'eau de pluie.

Il est évident que dans cette mixtion, le principe métallique est en quantité beaucoup moindre que le principe menstruel. Quand au choix des sels et des métaux qu'il convient d'associer, nous en dirons quelque chose sans cependant trop de détail, étant donné le peu d'importance de ce choix; toutefois, nous ne saurions trop recommander l'emploi du *métallus primus* de préférence à tout autre, dissous dans un menstrue de nitre préparé avec une légère proportion de sel commun.

Métaux pouvant être dissous par les menstrues salins et par les mercures métalliques requis en la composition des alkaests.

L'Esprit menstruel de nitre dissout tous les métaux, sauf l'étain et l'or :

L'Esprit menstruel de tartre dissout tous les métaux, sauf le plomb, l'étain, l'antimoine ;

L'Esprit menstruel de sel commun dissout le fer, l'étain et l'arsenic ;

Le métallus primus dissout tous les métaux, sauf le fer et le bismuth ;

Le verre d'antimoine dissout tous les métaux, sauf l'or ;

Le mercure d'étain dissout tous les métaux ;

Le mercure ou vif argent dissout tous les métaux, sauf le fer ;

Le mercure de plomb dissout tous les métaux, sauf l'étain, le cuivre, le mercure et l'argent ;

Le soufre vulgaire dissout tous les métaux, sauf l'or et le zinc.

Nota. — Pour confectionner un alcaest, il faut, selon le but qu'on se propose, en établir la composition d'après les données ci-dessus exposées, en sachant toutefois que ces sels et métaux unis et exaltés par art spagyrique, sont infiniment plus puissants qu'en leur nature première.

Des divers véhicules et menstrues philosophiques

Nous avons dit que les éléments requis pour la confection des alkaests devaient être purifiés et subtilisés par l'esprit de vin : mais il faut que l'on obtienne auparavant la quintessence de cet esprit, et à ce propos, outre les préparations spagyriques que nous en avons donné, voici un procédé de Paracelse, par lequel il prétend obtenir l'esprit de vin philosophique.

Il faut congeler le vin par le froid d'hiver et au milieu de la masse glacée, il se trouve un esprit de vin très pur qui, selon Paracelse, est une quintessence. Nous laissons à cet auteur la responsabilité de cette affirmation sur laquelle il est d'ailleurs fort concis.

De l'eau de pluie et de sa distillation

Il faut recueillir l'eau de pluie d'orage au moment de l'équinoxe du printemps, aux environs du cinq mai, ou en été. A cet effet, on prépare un tonneau ouvert que l'on place dans un jardin et au fond duquel il faut jeter une poignée de sel nitre. Il faut attendre que ce tonneau soit à moitié ou aux trois quarts plein, sans se soucier que l'eau se corrompe et la laisser exposée à l'air pendant quinze jours : ensuite, il la faut filtrer et mettre en bouteilles de grès bien bouchées. Cette eau telle quelle est préférable à toute autre comme véhicule dans la distillation de certaines plantes ou semences, ainsi que pour les lavages des plantes et des sels.

Pour en tirer l'esprit volatil qui est un admirable menstrue, il la faut distiller dans un vessie de verre ou de terre avec sa tête de more et le canal serpentin qui passe au travers du tonneau. Il n'en faut d'abord tirer que les deux tiers et réitérer cette distillation jusqu'à ce qu'on ait réduit l'eau au dixième de son volume. Si l'on veut obtenir la quintessence de cet esprit, il faut le mêler avec égale partie d'eau de pluie putréfiée, et distiller encore l'esprit qu'on remettra sur son eau, puis enfin distiller l'esprit seul par trois fois pour le réduire et le rectifier. C'est à l'aide de cette quintessence que l'on *dignifie les alkaests*, par circulations et distillations.

Menstrue acide du vinaigre

Dissoudre une livre de cristaux de vinaigre ou tartre purifié dans cinq livres de vinaigre distillé et les digérer ensemble dans un vaisseau de rencontre par quinze jours au bain vaporeux. Distiller ensuite par la retorte au sable, jusqu'à siccité, en augmentant le feu sur la fin. Calciner à blancheur le résidu et y joindre encore une demi-livre de tartre pur. Mettre ces sels calcinés dans une retorte et les distiller en cohobant, tant de fois que l'esprit enlève avec soi une grande partie du sel fixe, ce qui arrive à la dixième distillation. Mêler alors cet esprit avec le premier obtenu et distiller lentement par trois fois en poussant le feu à la dernière rectification — le menstrue peut pénétrer les métaux.

Menstrue sulfureux de Starkey

Egales parties de sel de tartre dissous et de colcothar de vitriol romain parfaitement édulcoré de son sel ; les faire bouillir ensemble jusqu'à complète évaporation de l'humidité. Faire fondre la masse au creuset, puis la verser et la faire dissoudre en lessive. Il faut ensuite volatiliser ce soufre par mortification et régénération, puis le distiller et rectifier et il donnera une liqueur balsamique d'un vert pâle. On peut le fixer au feu avec un peu de mercure préparé, et en extraire une admirable teinture par l'esprit essentiel de vin.

Cette teinture approche de l'*or horizontal* de Helmont, qui se fait par l'alkaest.

Menstrue philosophique admirable, pour extraire la quintessence des plantes

Faire digérer par huit jours plusieurs sortes de semences aromatiques comme d'anis, de cumin, de fenouil, d'anet, de carvi, de muscade, de menthe, de badiane; puis des plantes comme la mélisse, la chélidoine, l'arnica-montana, etc., avec un peu de sel nitre, dans l'esprit essentiel de vin, de façon que l'esprit surnage la matière ; et ceci se doit faire au bain vaporeux. Tirer cet esprit et une seule distillation. Verser sur la matière autant d'esprit volatil d'eau de pluie qu'il y avait d'esprit de vin et faites digérer quatre jours au bain vaporeux. Distiller cet esprit en cohobant sur le résidu par trois fois. Mêler ensuite les deux esprits obtenus et les circuler au vaisseau d'Hermès par trois jours. Distiller ensuite et rectifier une dernière fois.

Ce menstrue végétal est susceptible de tirer la quintessence de toutes les plantes.

Sa préparation ne se trouve en aucun ouvrage.

Nota. — Comme véhicule aux parties dures des végétaux (bois, écorces, graines dures, etc.), on peut se servir d'eau de pluie simplement filtrée, ou même d'eau de fontaine dans laquelle on aura dissous un peu de sel nitre commun. La digestion de ces choses avec l'un de ces véhicules, au bain-vaporeux, les prépare à la distillation. L'eau de pluie, jointe à la crème de tartre, corrige les purgatifs mucilagineux comme le *séné* et la *rhubarbe*. L'eau tirée par distillation de la rosée de mai, est un excellent menstrue qui peut dissoudre l'or. *L'alcali volatil* circulé avec l'*esprit de vin*, est un *puissant dissolvant*.

De l'usage des Alkaests (1)

Lorsqu'on veut séparer les différents principes d'un végétal, il le faut d'abord laver avec l'eau de pluie filtrée, puis le couper en morceaux et l'introduire dans un matras étroit et long. Il faut que les morceaux du mixte soient bien secs extérieurement, car l'eau superficielle n'appartient pas à sa propre humidité.

Verser doucement l'alkaest par le col du matras, de façon qu'il dépasse un peu le corps de la plante. Boucher le matras et l'exposer à la lumière du soleil, ou le placer dans un endroit chaud. Le feu de chaux vive et de foin, peut suffire dans ce cas.

Laisser opérer l'Alkaest jusqu'à ce que l'on aperçoive dans le matras diverses liqueurs superposées. D'abord l'Alkaest qui est au fond, d'un jaune foncé lumineux ; au-dessus, la partie organique et terreuse du mixte, en masse sombre ; encore au-dessus, une eau verdâtre et diaphane, et enfin, tout en haut, l'huile colorée qui est le soufre ou essence de la plante.

La séparation de ces principes exige une main adroite.

Quand on veut diviser les principes d'un métal, il le faut d'abord fondre avec du nitre, du bismuth et de l'acide de borax, et ainsi il sera plus pur et malléable. Etant en fusion, il faut le passer au tamis au dessus de l'eau froide, pour le mettre en grenaille. Le laver après à l'eau bouillante, le sécher et mettre ensuite en matras de verre épais. Verser par dessus l'alkaest, boucher le matras et faire digérer au feu de cendres, tant que les principes du métal soient superposés en diverses liqueurs colorées, la terre restant en bas.

(1) On a prétendu que le Fluor de la chimie moderne, était l'Alkaest des anciens. Fluor est synonime de *phthor* (*je détruis*), et les faits démontrent que le Fluor détruit tout ce qui l'approche. *Ceci se passe de commentaires*.

FORMULE SECRÈTE D'UN « CIRCULÉ UNIVERSEL »

Exposer au serein pendant la nuit, égales parties de *sel nitre* et *commun* purifiés, pour qu'ils se résolvent par *déliquium*. Les dessécher au Soleil et les exposer de nouveau au serein, et cela jusqu'à ce qu'ils ne se puissent plus résoudre d'eux-mêmes. Mettre ces sels en un matras à long col, avec la quatrième partie de rognures d'étain et verser sur le tout six parties d'esprit ammoniacal, « *alcali volatil* ». Exposer le matras bien bouché par trois jours à une douce chaleur humide. Ensuite, verser lentement sur l'alcali, de l'esprit de vinaigre distillé, jusqu'à ce que cesse l'effervescence. Mettre alors, le tout en vase clos à circuler par sept jours pleins à lente chaleur. Au bout de ce temps, on éclaircira la liqueur par filtration et on la remettra au circulatoire avec la moitié d'esprit essentiel de vin, par sept autres jours.

Il faut alors distiller lentement cette liqueur par trois fois, et la mêler ensuite avec autant d'esprit d'eau de pluie très subtil. Mettre le tout à circuler pendant trois, sept ou quinze jours et rectifier par trois fois. L'esprit quintessentiel ainsi obtenu est un admirable dissolvant, non corrosif et qui est à même de résoudre la plupart des mixtes en leurs éléments primitifs.

CONCLUSION

Pour terminer, nous dirons que, quelle que soit la conscience apportée à l'élaboration de cet ouvrage, malgré le souci que nous avons eu de sa clarté, l'on en pourra tirer profit qu'autant qu'on sera qualifié pour en pénétrer l'esprit intime ; car, bien que toutes les parties de notre science y soient envisagées, elles y sont traitées de telle sorte, que le côté physique de l'art y est quelque peu délaissé.

La connaissance de la pratique découle tout naturellement de celle de la théorie, qui ne peut être acquise que par quelques privilégiés dont les facultés sont animiquement évoluées.

C'est pourquoi nos efforts se sont orientés surtout vers l'étude de la nature intime, profonde et synthétique *des lois universelles* et de leurs analogies, comme étant la seule partie de l'art, qu'il importe d'approfondir, étant donné son importance et son obscurité.

En préparation : *Les grands Arcanes de la médecine minérale.*

TABLE DES MATIÈRES

DEUXIÈME PARTIE

TROISIÈME PARTIE

DIJON, IMPRIMERIE DARANTIERE

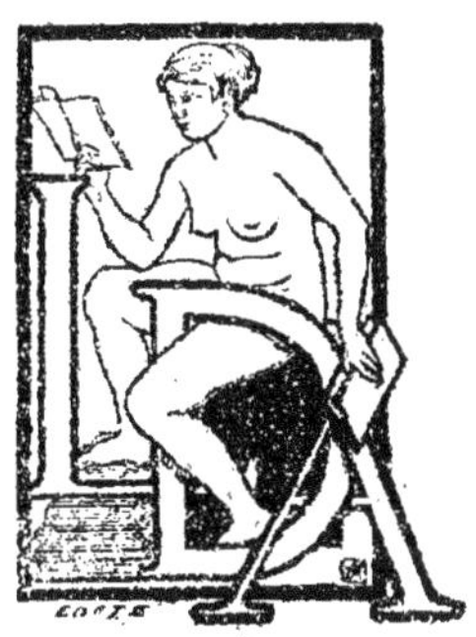

www.ingramcontent.com/pod-product-compliance
Ingram Content Group UK Ltd.
Pitfield, Milton Keynes, MK11 3LW, UK
UKHW020212250726
13967UKWH00003B/1415

9 782012 922495